Stoffwechsel- und Formelsammlung Biochemie

2. Auflage

ELSEVIER

ELSEVIER

Hackerbrücke 6, 80335 München, E-Mail: medizin@elsevier.de

ISBN Print 978-3-437-41192-2

Alle Rechte vorbehalten
2. Auflage 2016
© Elsevier GmbH, München
Der Urban & Fischer Verlag ist ein Imprint der Elsevier GmbH.

Wichtiger Hinweis für den Benutzer
Die Erkenntnisse in der Medizin unterliegen laufendem Wandel durch Forschung und klinische Erfahrungen. Herausgeber und Autoren dieses Werkes haben große Sorgfalt darauf verwendet, dass die in diesem Werk gemachten therapeutischen Angaben (insbesondere hinsichtlich Indikation, Dosierung und unerwünschter Wirkungen) dem derzeitigen Wissensstand entsprechen. Das entbindet den Nutzer dieses Werkes aber nicht von der Verpflichtung, anhand der Beipackzettel zu verschreibender Präparate zu überprüfen, ob die dort gemachten Angaben von denen in diesem Buch abweichen, und seine Verordnung in eigener Verantwortung zu treffen.
Wie allgemein üblich wurden Warenzeichen bzw. Namen (z. B. bei Pharmapräparaten) nicht besonders gekennzeichnet.

Bibliografische Information Der Deutschen Bibliothek
Die Deutsche Bibliothek verzeichnet diese Publikation in der Deutschen Nationalbibliografie; detaillierte bibliografische Daten sind im Internet über http://www.ddb.de abrufbar.

16 17 18 19 20 21   5 4 3 2 1

Planung: Dr. med. Dorothea Hennessen
Lektorat: Carina Cordas, Sabine Hennhöfer
Zeichnungen: Dr. Wolfgang Zettlmeier
Projektmanagement: Cornelia von Saint Paul
Satz: Kösel, Krugzell
Druck und Bindung: Dimograf, Bielsko-Biala, Polen
Umschlaggestaltung: Spieszdesign Büro für Gestaltung, Neu-Ulm

Aktuelle Informationen finden Sie im Internet unter www.elsevier.com und www.elsevier.de

Inhalt

Stoffwechselüberblick 4

Pentosephosphatweg 6

Glykolyse 6

Gluconeogenese 7

β-Oxidation 8

Fettsäure-Synthese 9

Ketonkörperabbau 10

Ketogenese 10

Cholesterinbiosynthese 11

Stickstoffentsorgung 12

Harnstoffzyklus 13

Citratzyklus 14

Atmungskette 15

Aminosäuren 16

Wasserlösliche Vitamine 18

Fettlösliche Vitamine 19

Energiereiche Verbindungen 19

Formeltabelle 20

Der genetische Code 24

Abkürzungen der Aminosäuren 25

pKs-Werte der Aminosäuren 25

Hormone 26

Enzyme 42

Maßeinheiten 55

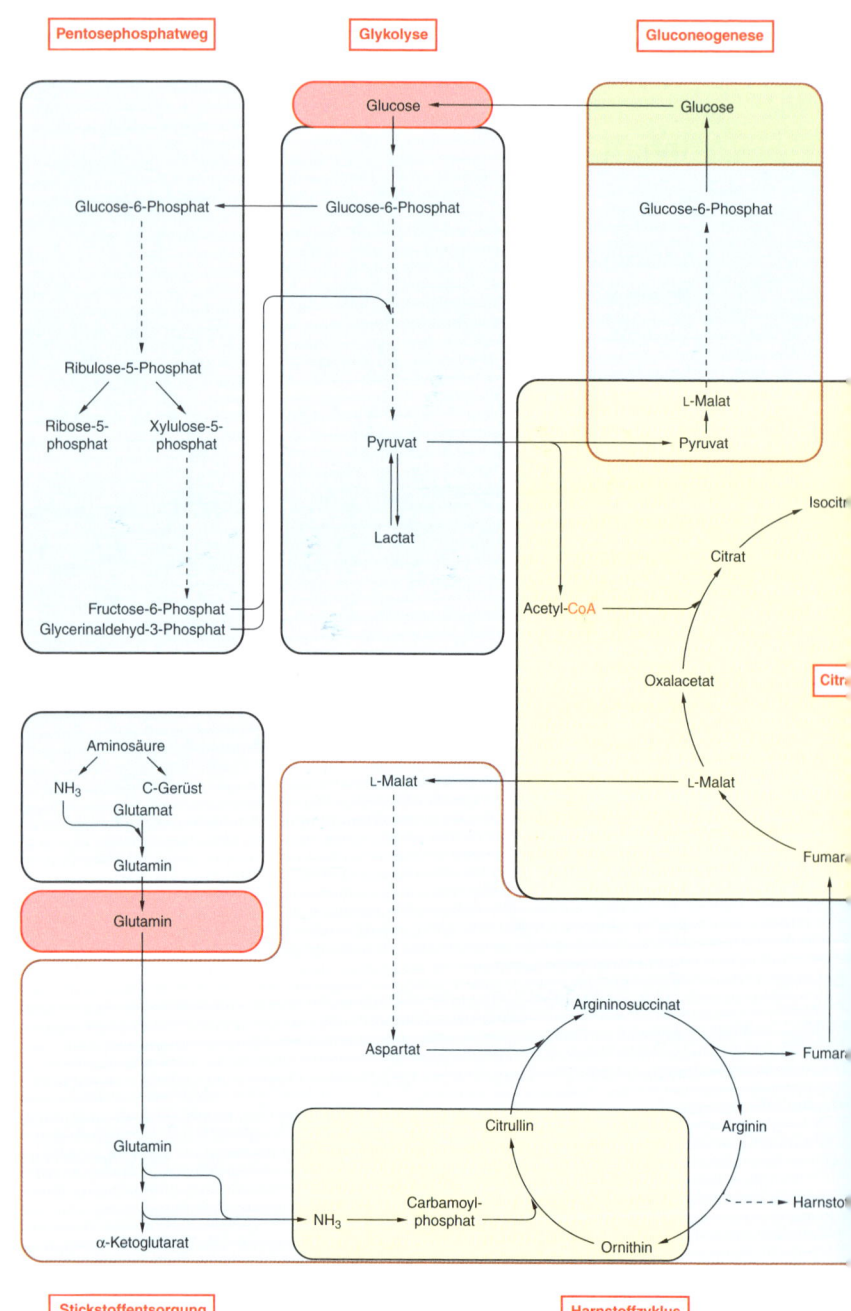

Glucose

Glucose

Glucose-6-Phosphat

Glucose-6-Phosphat

Glucose-6-Phosphat

Ribulose-5-Phosphat

Ribose-5-phosphat

Xylulose-5-phosphat

L-Malat

Pyruvat

Pyruvat

Lactat

Citrat

Isocitr

Acetyl-CoA

Fructose-6-Phosphat
Glycerinaldehyd-3-Phosphat

Oxalacetat

Citra

Aminosäure

NH_3 C-Gerüst

Glutamat

L-Malat

L-Malat

Glutamin

Fumar

Glutamin

Argininosuccinat

Fumar

Aspartat

Arginin

Glutamin

Citrullin

Harnsto

NH_3 Carbamoyl-phosphat

α-Ketoglutarat

Ornithin

Citr

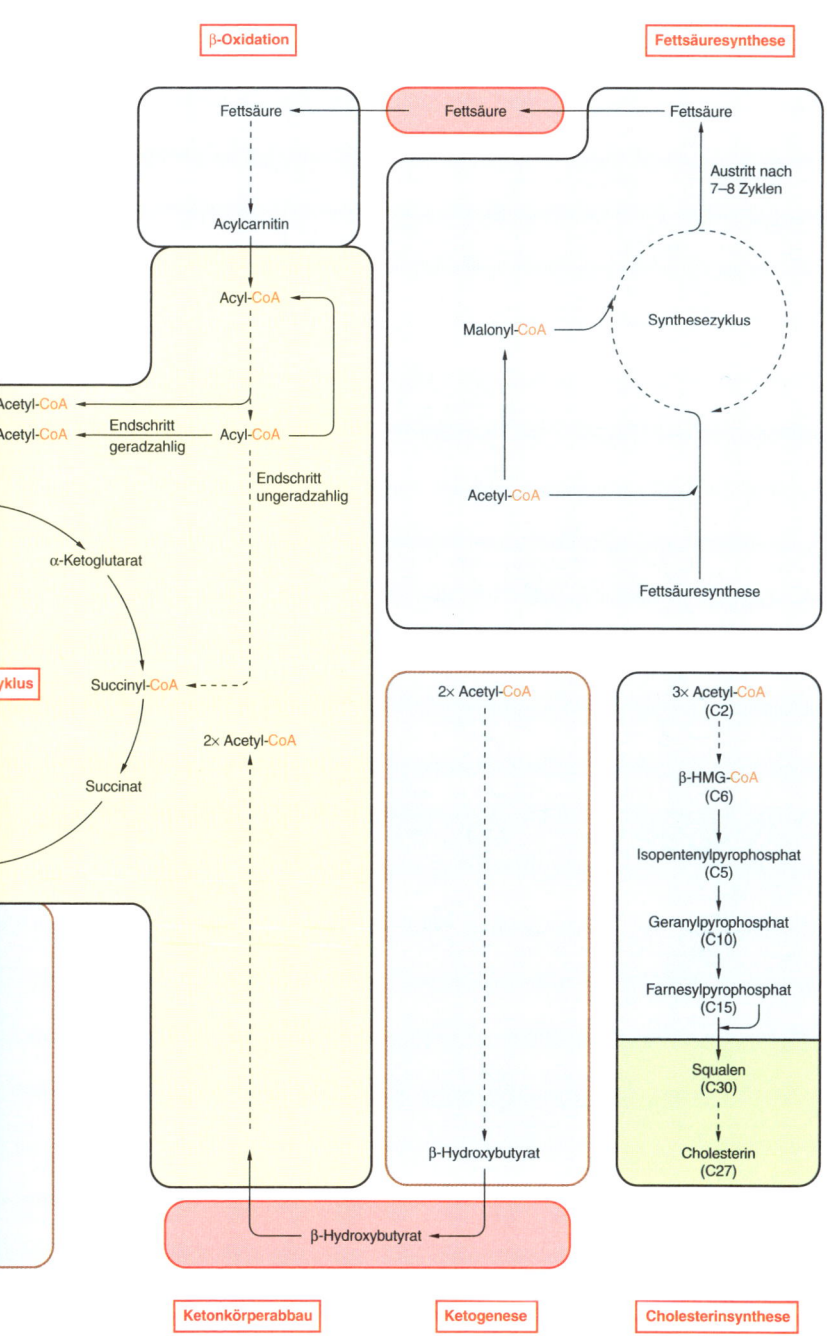

β-Oxidation Fettsäuresynthese

Fettsäure ← Fettsäure ← Fettsäure

Austritt nach
7–8 Zyklen

Acylcarnitin

Acyl-CoA ←   Malonyl-CoA ↑ Synthesezyklus

Acetyl-CoA ←   Endschritt
geradzahlig Acyl-CoA ←

Acetyl-CoA ←   Endschritt
ungeradzahlig

Acetyl-CoA →   Fettsäuresynthese

α-Ketoglutarat

Succinyl-CoA ⤎   2× Acetyl-CoA   3× Acetyl-CoA
(C2)

...yklus   ↓

β-HMG-CoA
(C6)

Succinat   2× Acetyl-CoA

Isopentenylpyrophosphat
(C5)

Geranylpyrophosphat
(C10)

Farnesylpyrophosphat
(C15)

Squalen
(C30)

β-Hydroxybutyrat   Cholesterin
(C27)

β-Hydroxybutyrat ←

Ketonkörperabbau   Ketogenese   Cholesterinsynthese

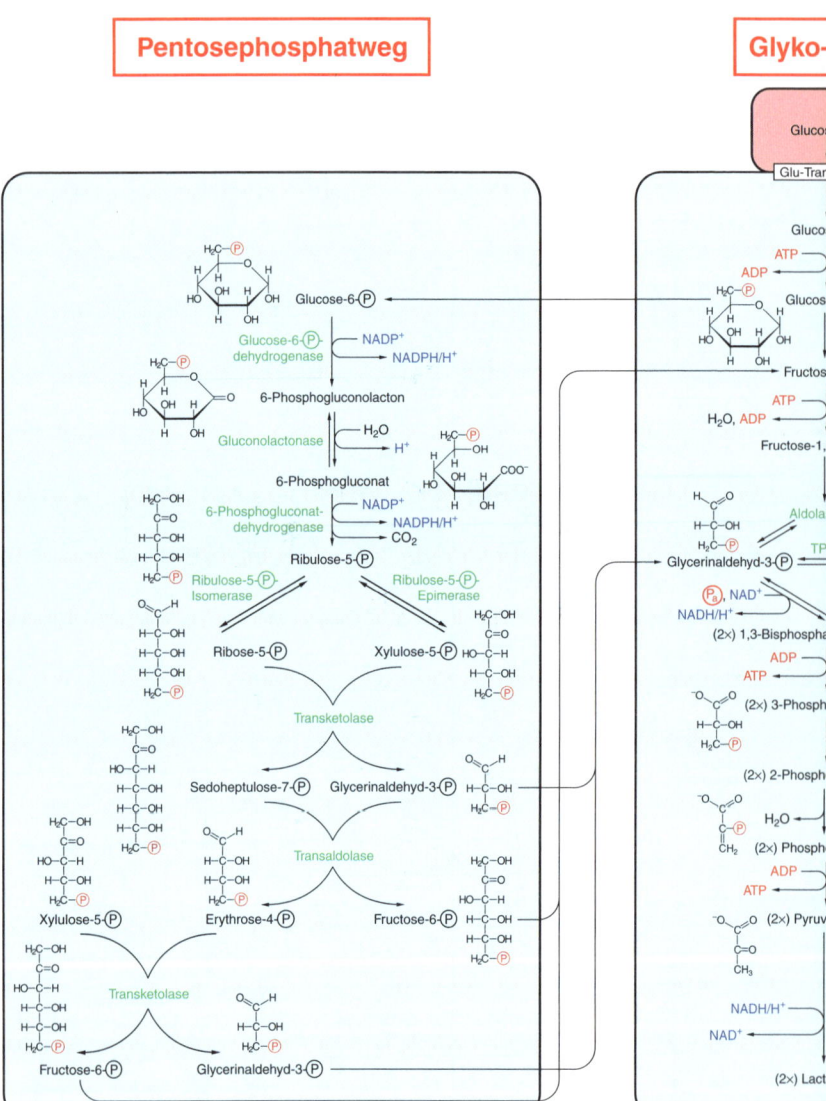

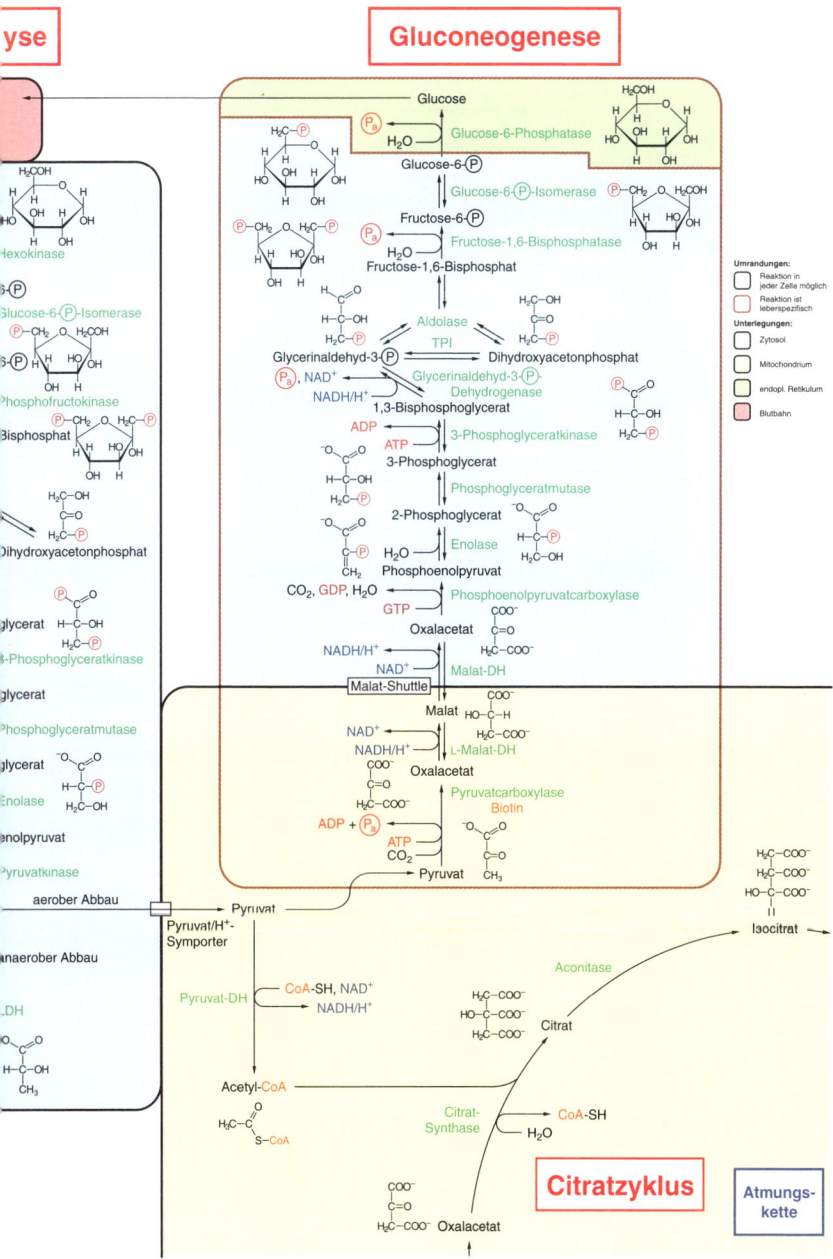

β-Oxidation

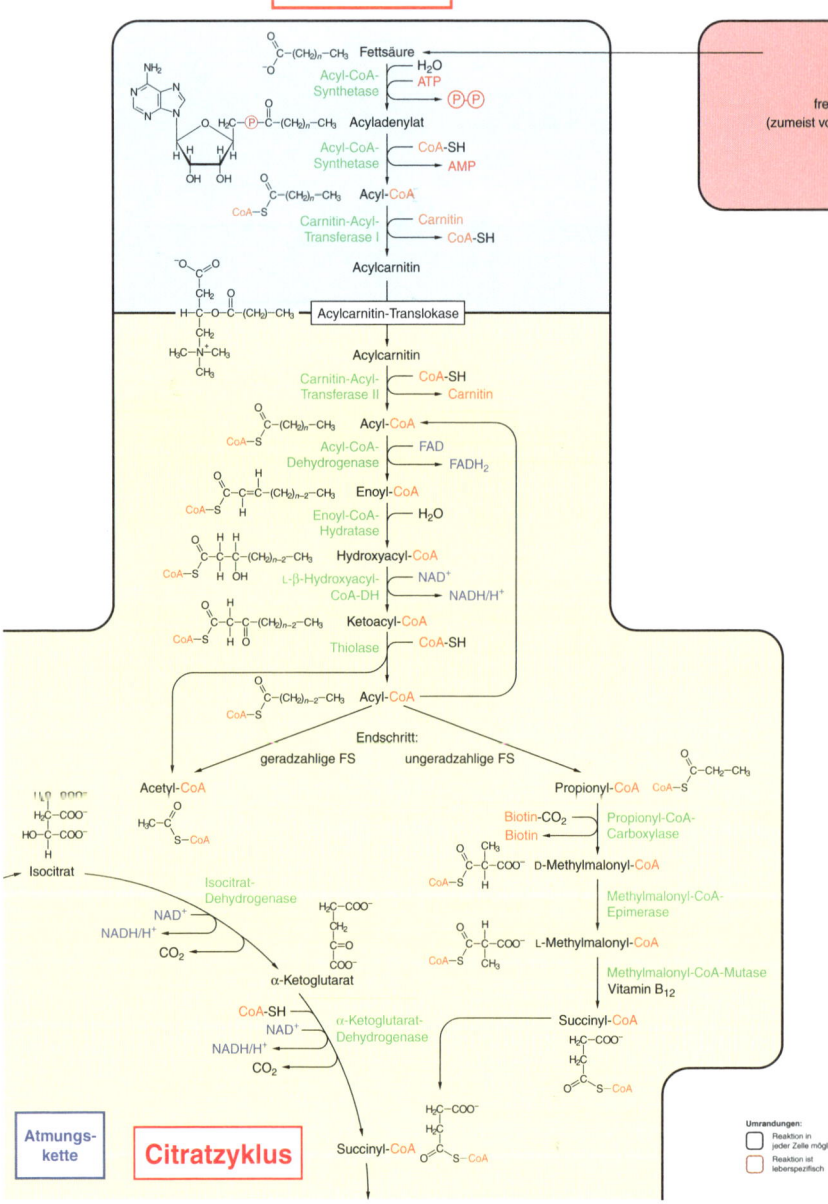

Fettsäure

Acyl-CoA-Synthetase — H_2O / ATP → P – P

Acyladenylat

Acyl-CoA-Synthetase — CoA-SH / AMP

Acyl-CoA

Carnitin-Acyl-Transferase I — Carnitin / CoA-SH

Acylcarnitin

Acylcarnitin-Translokase

Acylcarnitin

Carnitin-Acyl-Transferase II — CoA-SH / Carnitin

Acyl-CoA

Acyl-CoA-Dehydrogenase — FAD / $FADH_2$

Enoyl-CoA

Enoyl-CoA-Hydratase — H_2O

Hydroxyacyl-CoA

L-β-Hydroxyacyl-CoA-DH — NAD^+ / NADH/H$^+$

Ketoacyl-CoA

Thiolase — CoA-SH

Acyl-CoA

Endschritt:

geradzahlige FS   ungeradzahlige FS

Acetyl-CoA   Propionyl-CoA

Biotin-CO_2 / Biotin — Propionyl-CoA-Carboxylase

D-Methylmalonyl-CoA

Methylmalonyl-CoA-Epimerase

L-Methylmalonyl-CoA

Methylmalonyl-CoA-Mutase
Vitamin B_{12}

Succinyl-CoA

Isocitrat

Isocitrat-Dehydrogenase
NAD^+ / NADH/H$^+$ / CO_2

α-Ketoglutarat

CoA-SH / NAD^+ / NADH/H$^+$ / CO_2 — α-Ketoglutarat-Dehydrogenase

Succinyl-CoA

Atmungs-kette

Citratzyklus

frei
(zumeist vo

Umrandungen:
Reaktion in jeder Zelle möglic
Reaktion ist leberspezifisch

8

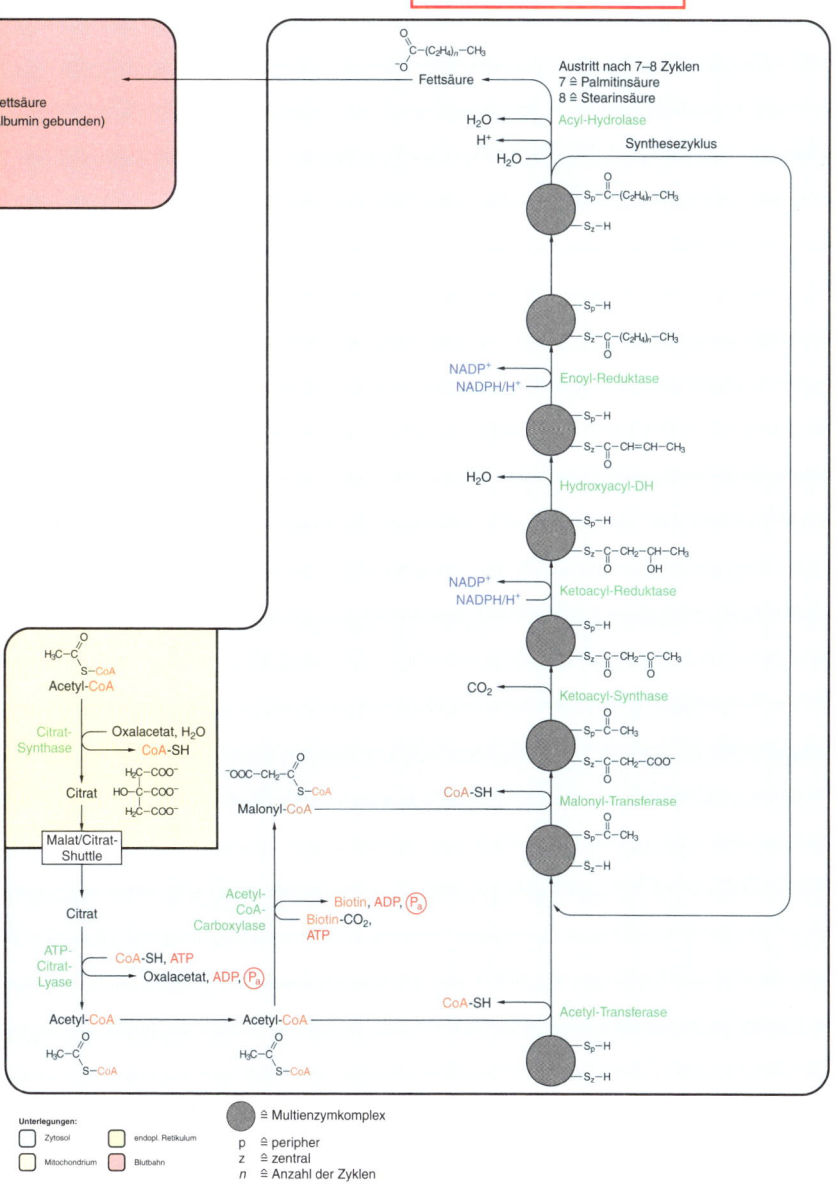

Fettsäure-Synthese

Fettsäure
(Albumin gebunden)

O
$\parallel$
C—$(C_2H_4)_n$—CH_3
O^-

Fettsäure

Austritt nach 7–8 Zyklen
7 ≙ Palmitinsäure
8 ≙ Stearinsäure

H_2O ← Acyl-Hydrolase
H^+ ←
H_2O ← Synthesezyklus

S_p—C—$(C_2H_4)_n$—CH_3
$\parallel$
O
S_z—H

S_p—H
S_z—C—$(C_2H_4)_n$—CH_3
$\parallel$
O

$NADP^+$ ←
$NADPH/H^+$ → Enoyl-Reduktase

S_p—H
S_z—C—CH=CH—CH_3
$\parallel$
O

H_2O ← Hydroxyacyl-DH

S_p—H
S_z—C—CH_2—CH—CH_3
$\parallel$ $\quad\quad$ $\mid$
O $\quad\quad$ OH

$NADP^+$ ←
$NADPH/H^+$ → Ketoacyl-Reduktase

S_p—H
S_z—C—CH_2—C—CH_3
$\parallel\quad\quad\quad\parallel$
$O\quad\quad\quad O$

CO_2 ← Ketoacyl-Synthase

S_p—C—CH_3
$\parallel$
O
S_z—C—CH_2—COO$^-$
$\parallel$
O

CoA-SH ← Malonyl-Transferase

S_p—C—CH_3
$\parallel$
O
S_z—H

Zytosol / Mitochondrium (Malat/Citrat-Shuttle)

H_3C—C—S—CoA
$\parallel$
O
Acetyl-CoA

Citrat-Synthase → Oxalacetat, H_2O
CoA-SH

Citrat
H_2C—COO$^-$
$\mid$
HO—C—COO$^-$
$\mid$
H_2C—COO$^-$

Malat/Citrat-Shuttle

Citrat

ATP-Citrat-Lyase → CoA-SH, ATP
Oxalacetat, ADP, P_a

Acetyl-CoA

H_3C—C
$\parallel$
O
S—CoA

^-OOC—CH_2—C—S—CoA
$\parallel$
O
Malonyl-CoA

Acetyl-CoA-Carboxylase → Biotin, ADP, P_a
Biotin-CO_2,
ATP

Acetyl-CoA

H_3C—C
$\parallel$
O
S—CoA

CoA-SH ← Acetyl-Transferase

S_p—H
S_z—H

Unterlegungen:

☐ Zytosol
☐ Mitochondrium
☐ endopl. Retikulum
☐ Blutbahn

⬤ ≙ Multienzymkomplex
p ≙ peripher
z ≙ zentral
n ≙ Anzahl der Zyklen

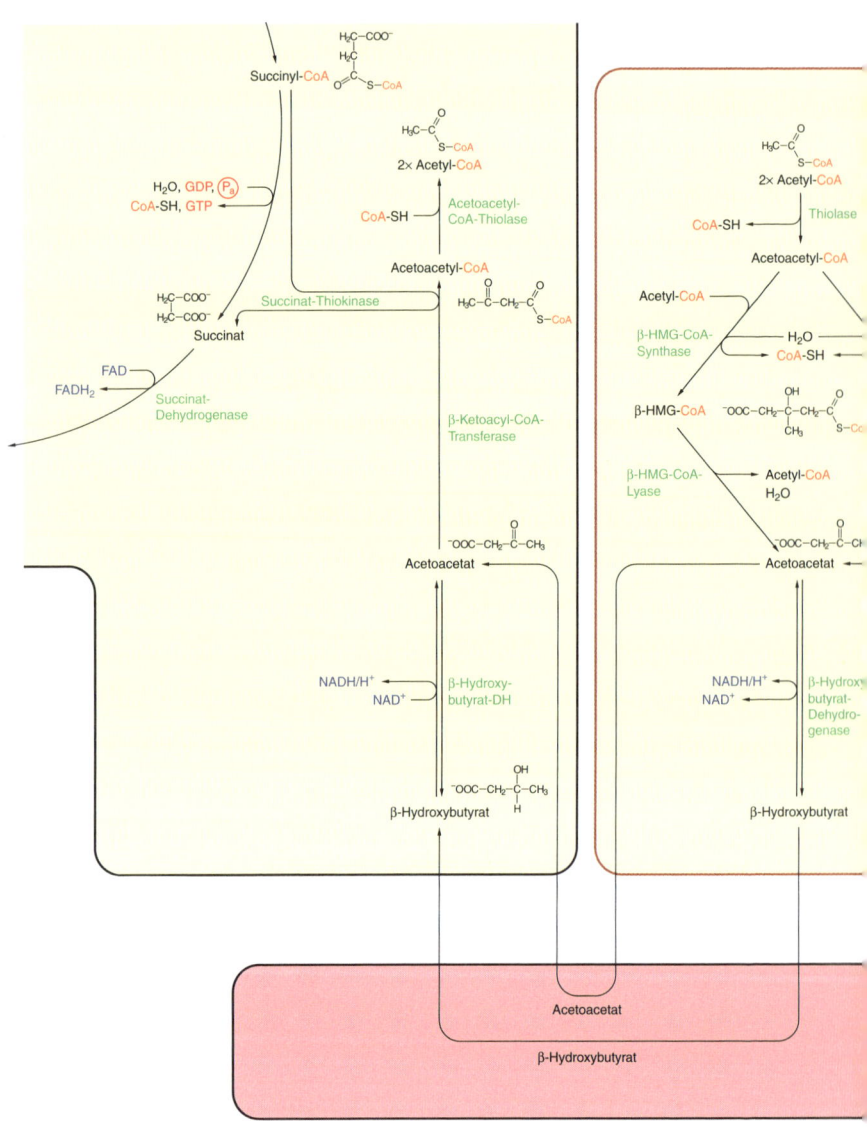

Ketonkörperabbau

Ketogenese

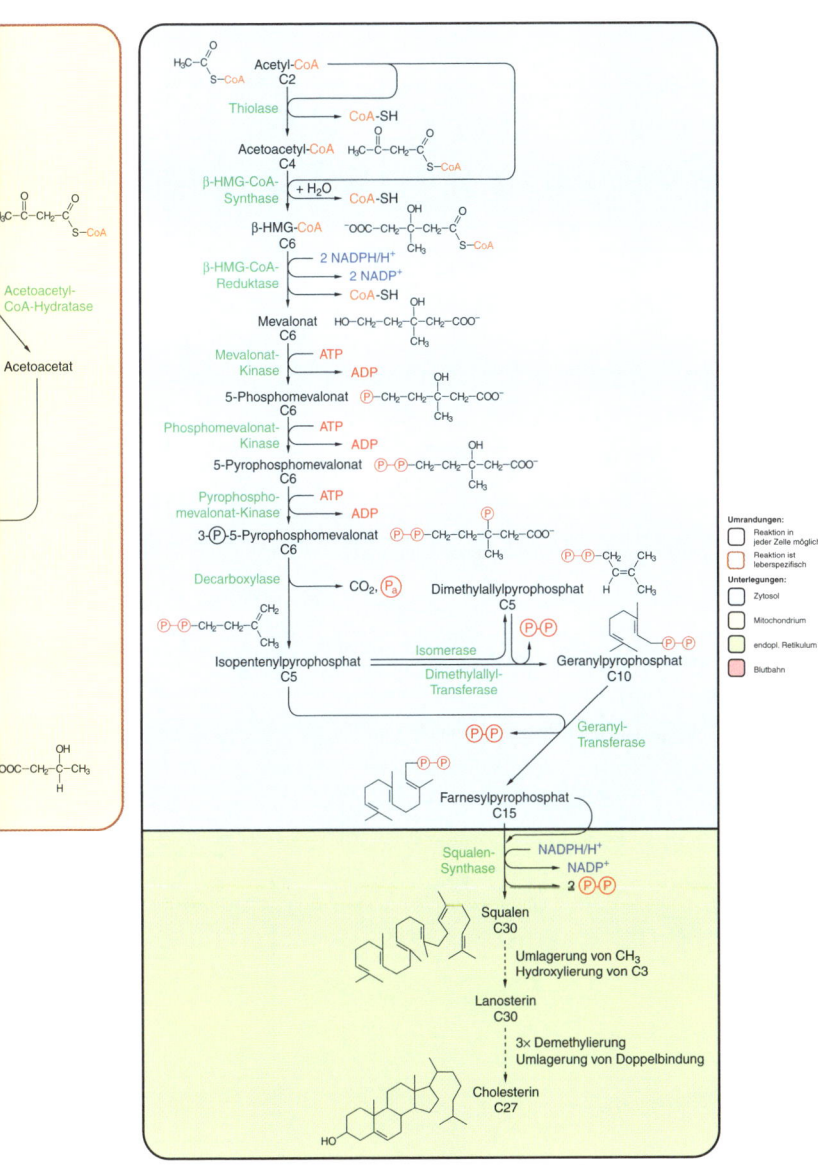

Cholesterinbiosynthese

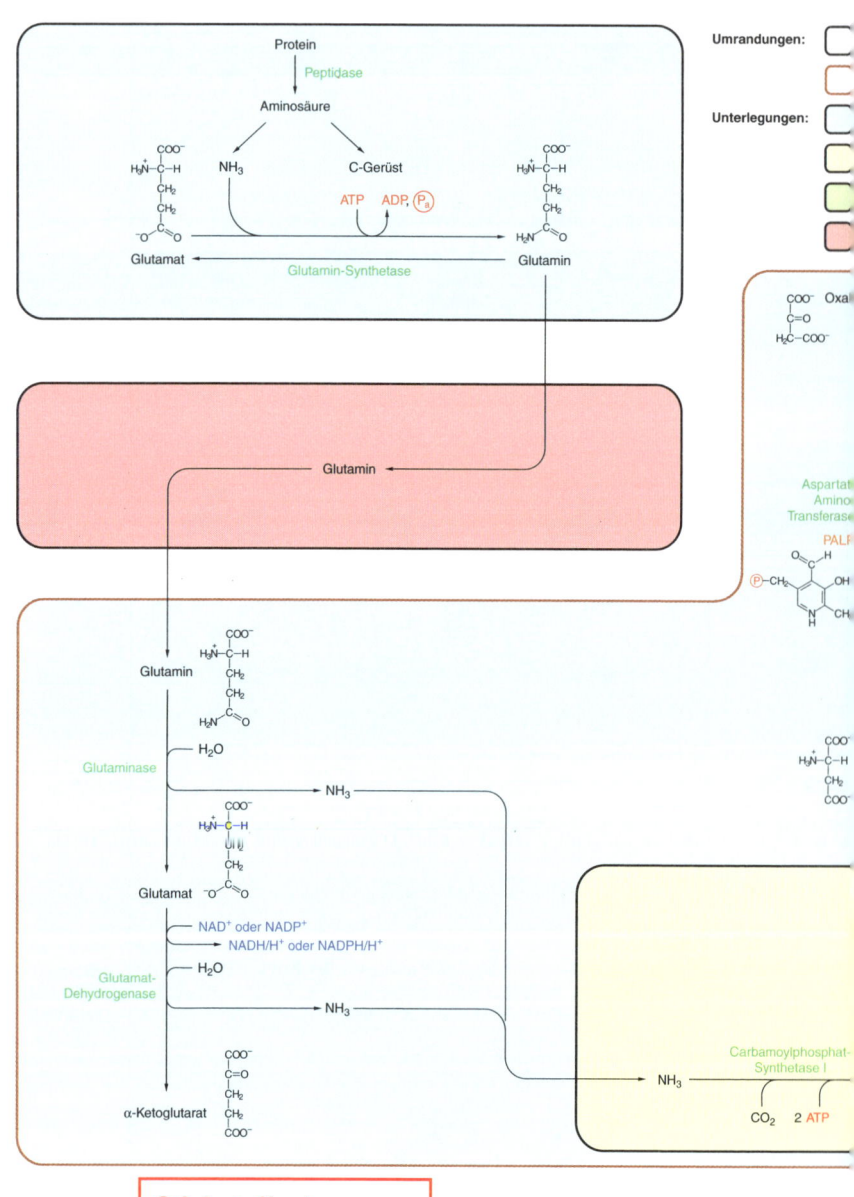

Stickstoffentsorgung

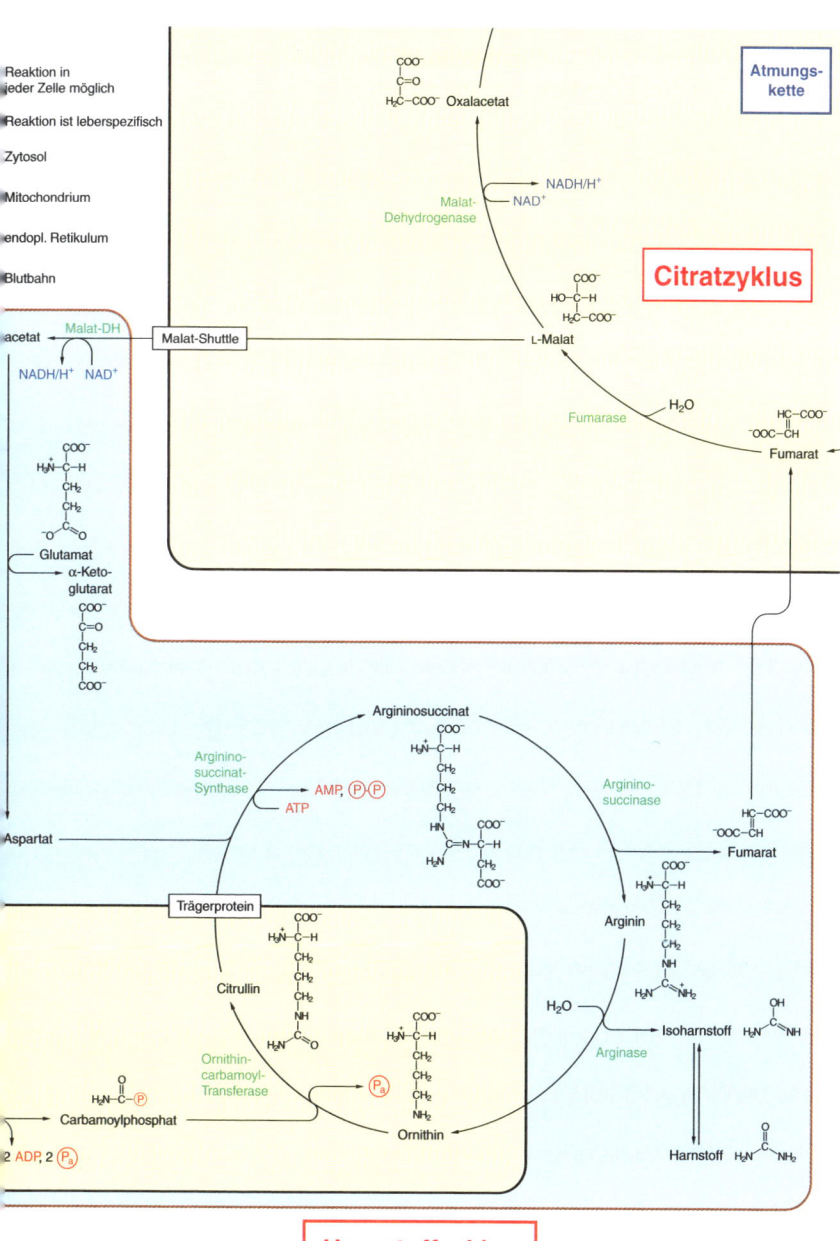

Reaktion in jeder Zelle möglich

Reaktion ist leberspezifisch

Zytosol

Mitochondrium

endopl. Retikulum

Blutbahn

Oxalacetat

Atmungs-kette

NADH/H⁺
NAD⁺

Malat-Dehydrogenase

Citratzyklus

L-Malat

Malat-Shuttle

acetat

Malat-DH

NADH/H⁺   NAD⁺

H_2O

Fumarase

Fumarat

Glutamat

α-Keto-glutarat

Argininosuccinat

Arginino-succinat-Synthase

AMP, P P

ATP

Arginino-succinase

Fumarat

Aspartat

Trägerprotein

Arginin

Citrullin

H_2O

Ornithin-carbamoyl-Transferase

Pᵢ

Isoharnstoff

Arginase

Carbamoylphosphat

Ornithin

2 ADP, 2 Pᵢ

Harnstoff

Harnstoffzyklus

13

Citratzyklus

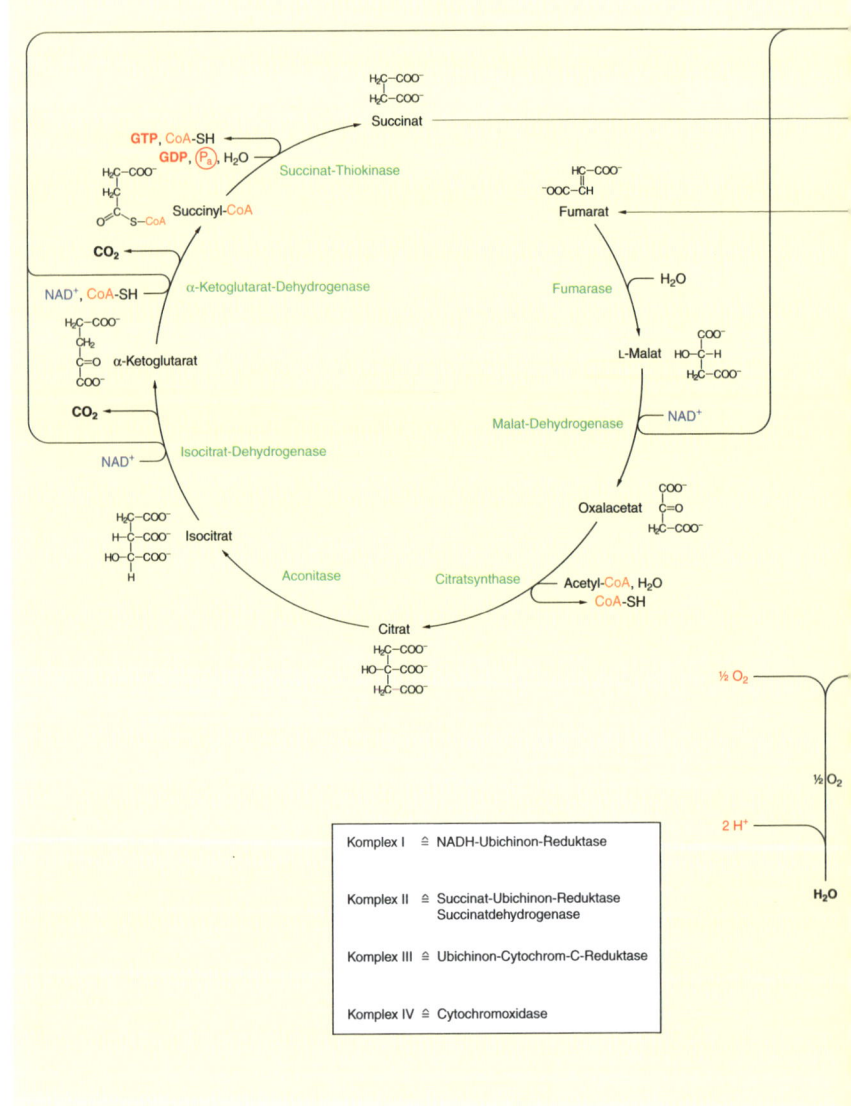

Komplex I   ≙ NADH-Ubichinon-Reduktase

Komplex II ≙ Succinat-Ubichinon-Reduktase
              Succinatdehydrogenase

Komplex III ≙ Ubichinon-Cytochrom-C-Reduktase

Komplex IV ≙ Cytochromoxidase

Atmungskette

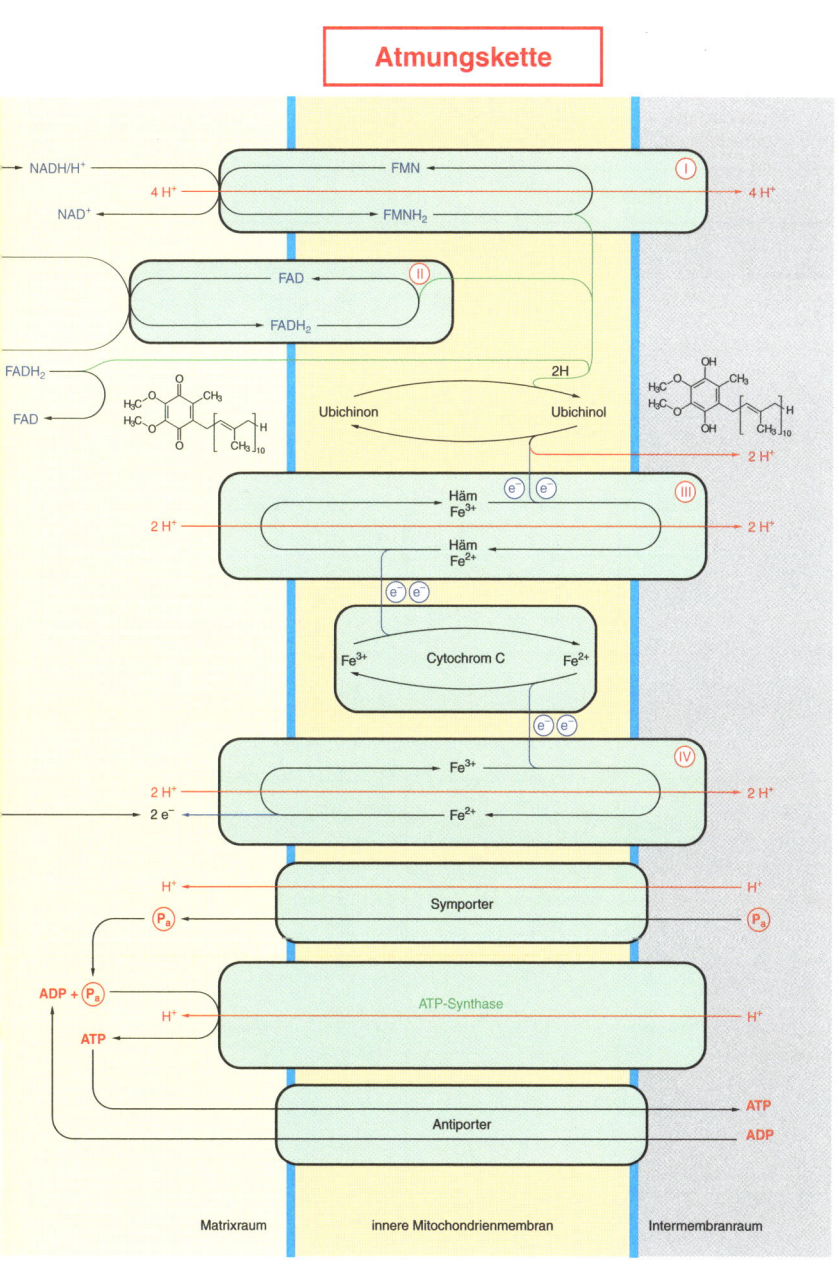

Aminosäuren

proteinogene Aminosäuren

neutrale AS		saure AS	basische AS
Glycin (Gly) — glucogen $H_3N^+-C(COO^-)(H)-H$	**Valin (Val)** — essentiell, glucogen $H_3N^+-C(COO^-)-H$, $H-C-CH_3$, CH_3	**Asparagin (Asn)** — glucogen $H_3N^+-C(COO^-)-H$, CH_2, $C=O$, NH_2	**Arginin (Arg)** — essentiell (für Säuglinge), glucogen $H_3N^+-C(COO^-)-H$, CH_2, CH_2, CH_2, $H-N-C=NH_2^+$, NH_2
Alanin (Ala) — glucogen $H_3N^+-C(COO^-)-H$, CH_3	**Leucin (Leu)** — essentiell, ketogen $H_3N^+-C(COO^-)-H$, CH_2, $H-C-CH_3$, CH_3	**Asparaginsäure (Asp)** — glucogen $H_3N^+-C(COO^-)-H$, CH_2, $COOH$	**Lysin (Lys)** — essentiell, ketogen $H_3N^+-C(COO^-)-H$, CH_2, CH_2, CH_2, CH_2, NH_3^+
Serin (Ser) — glucogen $H_3N^+-C(COO^-)-H$, $H-C-OH$, H	**Isoleucin (Ile)** — essentiell, glucogen, ketogen $H_3N^+-C(COO^-)-H$, $H-C-CH_3$, CH_2, CH_3	**Glutamin (Gln)** — glucogen $H_3N^+-C(COO^-)-H$, CH_2, CH_2, $C=O$, NH_2	**Hydroxylysin (Hyl)** $H_3N^+-C(COO^-)-H$, CH_2, CH_2, $H-C-OH$, CH_2, NH_3^+
Threonin (Thr) — essentiell, glucogen $H_3N^+-C(COO^-)-H$, $H-C-OH$, CH_3		**Glutaminsäure (Glu)** — glucogen $H_3N^+-C(COO^-)-H$, CH_2, CH_2, $COOH$	

Aminosäuren

schwefelhaltige AS	aromatische AS	heterozyklische AS	

schwefelhaltige AS

COO⁻ Cystein (Cys)
semiessentiell
glucogen
(H_3N^+—C—H, CH_2, SH)

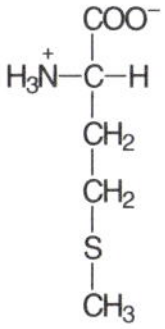

Methionin (Met)
essentiell
glucogen

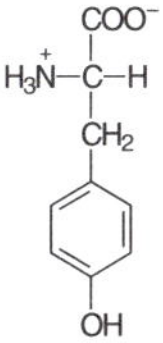

Cystin (Cys-Cys)

aromatische AS

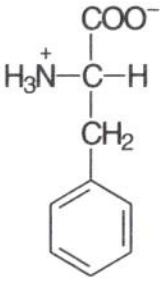

Phenylalanin (Phe)
glucogen
ketogen

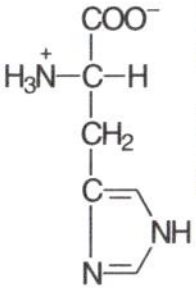

Tyrosin (Tyr)
semiessentiell
glucogen
ketogen

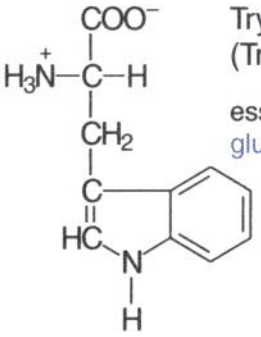

heterozyklische AS

Histidin (His)
essentiell
(für Säuglinge)
glucogen

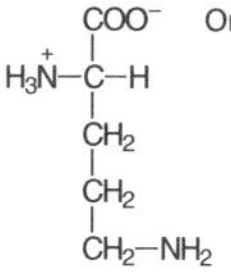

Tryptophan (Trp)
essentiell
glucogen

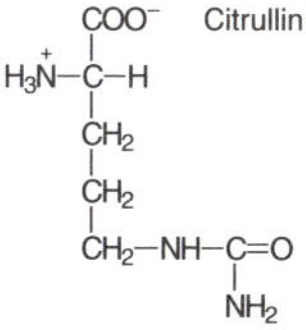

Prolin (Pro)
glucogen

nicht proteinogene Aminosäuren

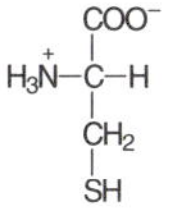

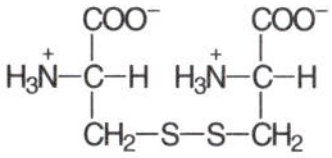

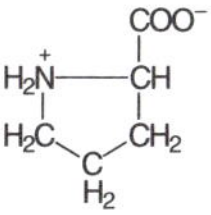

Ornithin

Citrullin

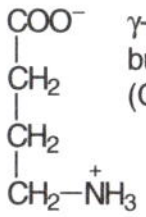

γ-Amino-buttersäure (GABA)

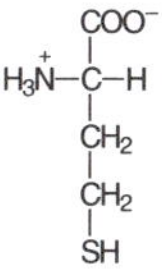

Homo-cystein

17

Wasserlösliche Vitamine

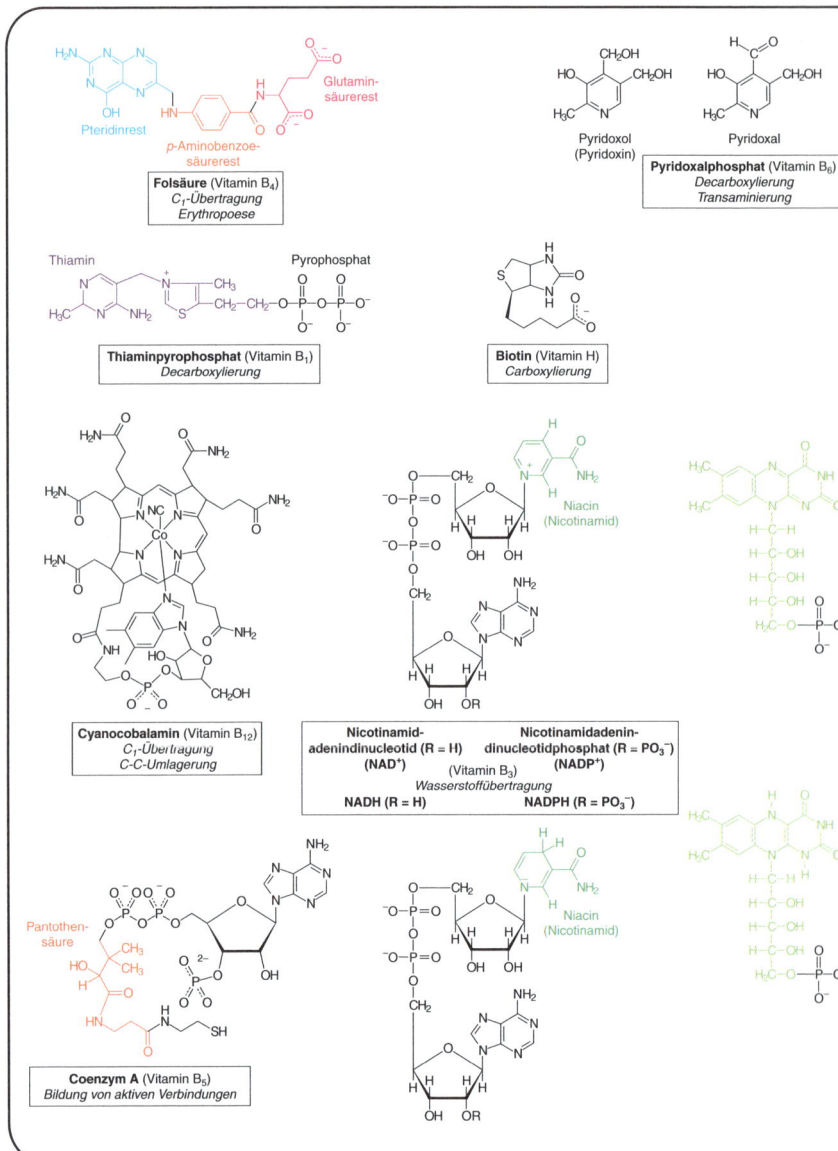

Folsäure (Vitamin B₄)
C_1-Übertragung
Erythropoese

- Pteridinrest
- p-Aminobenzoesäurerest
- Glutaminsäurerest

Pyridoxol (Pyridoxin)

Pyridoxal

Pyridoxalphosphat (Vitamin B₆)
Decarboxylierung
Transaminierung

Thiamin — Pyrophosphat

Thiaminpyrophosphat (Vitamin B₁)
Decarboxylierung

Biotin (Vitamin H)
Carboxylierung

Cyanocobalamin (Vitamin B₁₂)
C_1-Übertragung
C-C-Umlagerung

Niacin (Nicotinamid)

Nicotinamid-adenindinucleotid (R = H) (NAD⁺)

Nicotinamidadenin-dinucleotidphosphat (R = PO₃⁻) (NADP⁺)

(Vitamin B₃)
Wasserstoffübertragung

NADH (R = H)   NADPH (R = PO₃⁻)

Pantothensäure

Coenzym A (Vitamin B₅)
Bildung von aktiven Verbindungen

Niacin (Nicotinamid)

18

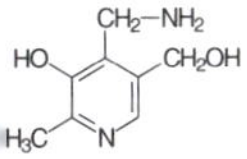

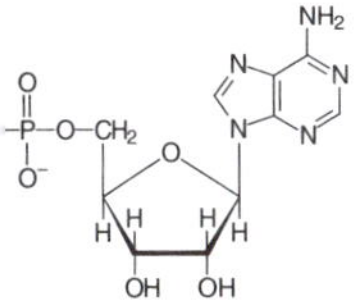

Fettlösliche Vitamine

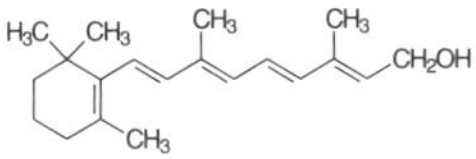

Retinol (Vitamin A)
*Photorezeption
Epithelstabilisierung*

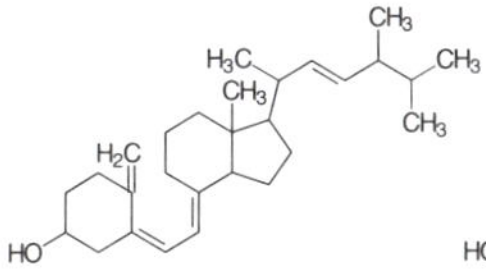

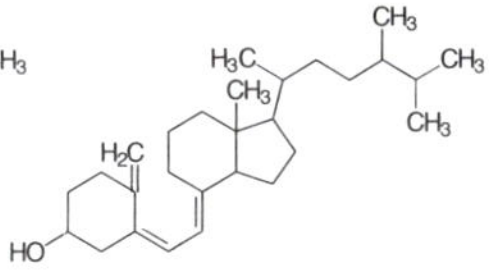

Ergocalciferol (Vitamin D$_2$)   **Cholecalciferol** (Vitamin D$_3$)
Ca^{2+}-Stoffwechsel

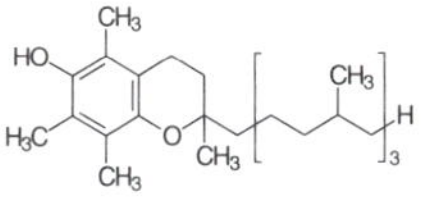

Tocopherol (Vitamin E)
*schützt Lipide
vor Oxidation*

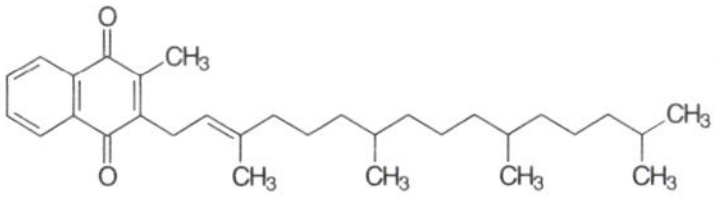

Phyllochinon (Vitamin K)
*Carboxylierung von
Glutamylresten von Proteinen*

Pyridoxamin

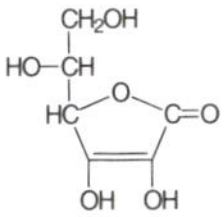

Ascorbinsäure (Vitamin C)
Coenzym des Redoxsystems

Riboflavin

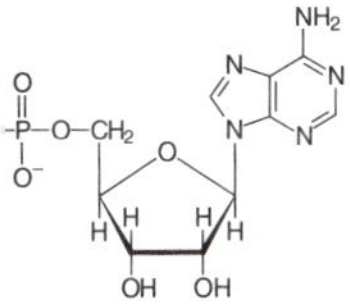

**Flavinadenindinucleotid
(FAD)** (Vitamin G)
Wasserstoffübertragung
**Flavinadenindinucleotid
(reduziert) (FADH$_2$)**

Riboflavin

Energiereiche Verbindungen

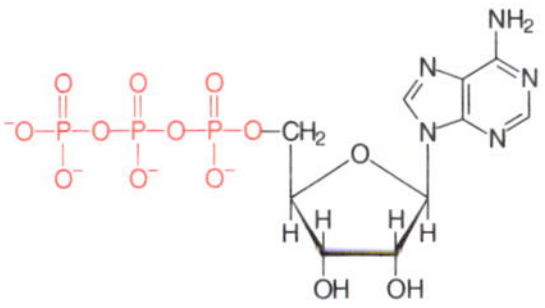

Adenosintriphosphat (ATP)

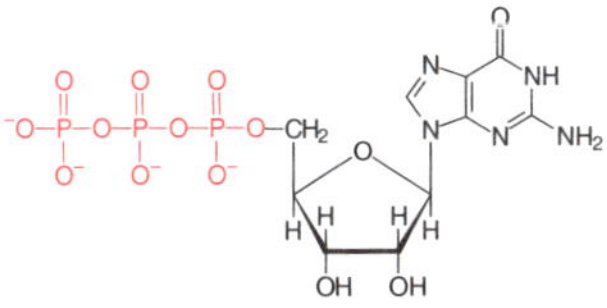

Guanosintriphosphat (GTP)

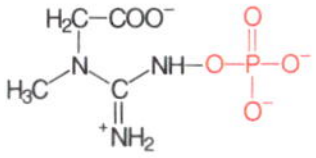

Kreatinphosphat

	Alkane	Monoalkohole R—OH	Polyalkohole	Monocarbon-säuren
1 C-Atom	**Methan** CH_4 H │ H—C—H │ H	**Methanol** CH_4O H │ H—C—OH │ H		**Formiat** ⁻O—C=O │ H
2 C-Atome	**Ethan** C_2H_6 H │ H—C—H │ H—C—H │ H	**Ethanol** C_2H_6O H │ H—C—OH │ H—C—H │ H	**Glykol** $C_2H_6O_2$ H │ H—C—OH │ H—C—OH │ H	**Acetat** ⁻O—C=O │ H—C—H │ H
3 C-Atome	**Propan** C_3H_8 H │ H—C—H │ H—C—H │ H—C—H │ H	**1-Propanol** C_3H_8O H │ H—C—OH │ H—C—H │ H—C—H │ H Konstitutions-isomer: • 2-Propanol	**Glycerin** $C_3H_8O_3$ H │ H—C—OH │ H—C—OH │ H—C—OH │ H	**Propionat** ⁻O—C=O │ H—C—H │ H—C—H │ H
4 C-Atome	**Butan** C_4H_{10} H │ H—C—H │ H—C—H │ H—C—H │ H—C—H │ H	**1-Butanol** $C_4H_{10}O$ H │ H—C—OH │ H—C—H │ H—C—H │ H—C—H │ H Konstitutionsisomer: • 2-Butanol	**1,4-Butandiol** $C_4H_{10}O_2$ H │ H—C—OH │ H—C—H │ H—C—H │ H—C—OH │ H Konstitutionsisomer: • 1,3-Butandiol	**Butyrat** ⁻O—C=O │ H—C—H │ H—C—H │ H—C—H │ H
5 C-Atome	**Pentan** C_5H_{12} H │ H—C—H │ H—C—H │ H—C—H │ H—C—H │ H—C—H │ H	**1-Pentanol** $C_5H_{12}O$ H │ H—C—OH │ H—C—H │ H—C—H │ H—C—H │ H—C—H │ H Konstitutionsisomere: • 2-Pentanol • 3-Pentanol	**Xylitol** $C_5H_{12}O_5$ H │ H—C—OH │ H—C—OH │ HO—C—H │ H—C—OH │ H—C—OH │ H Stereoisomere: • Adonitol • Arabit	**Valeriat** ⁻O—C=O │ H—C—H │ H—C—H │ H—C—H │ H—C—H │ H
6 C-Atome	**Hexan** C_6H_{14} H │ H—C—H │ H—C—H │ H—C—H │ H—C—H │ H—C—H │ H—C—H │ H	**1-Hexanol** $C_6H_{14}O$ H │ H—C—OH │ H—C—H │ H—C—H │ H—C—H │ H—C—H │ H—C—H │ H Konstitutionsisomere: • 2-Hexanol • 3-Hexanol	**Sorbitol** $C_6H_{14}O_6$ H │ H—C—OH │ H—C—OH │ HO—C—H │ H—C—OH │ H—C—OH │ H—C—OH │ H Stereoisomere: • Mannitol • Galactitol	**Capronat** ⁻O—C=O │ H—C—H │ H—C—H │ H—C—H │ H—C—H │ H—C—H │ H

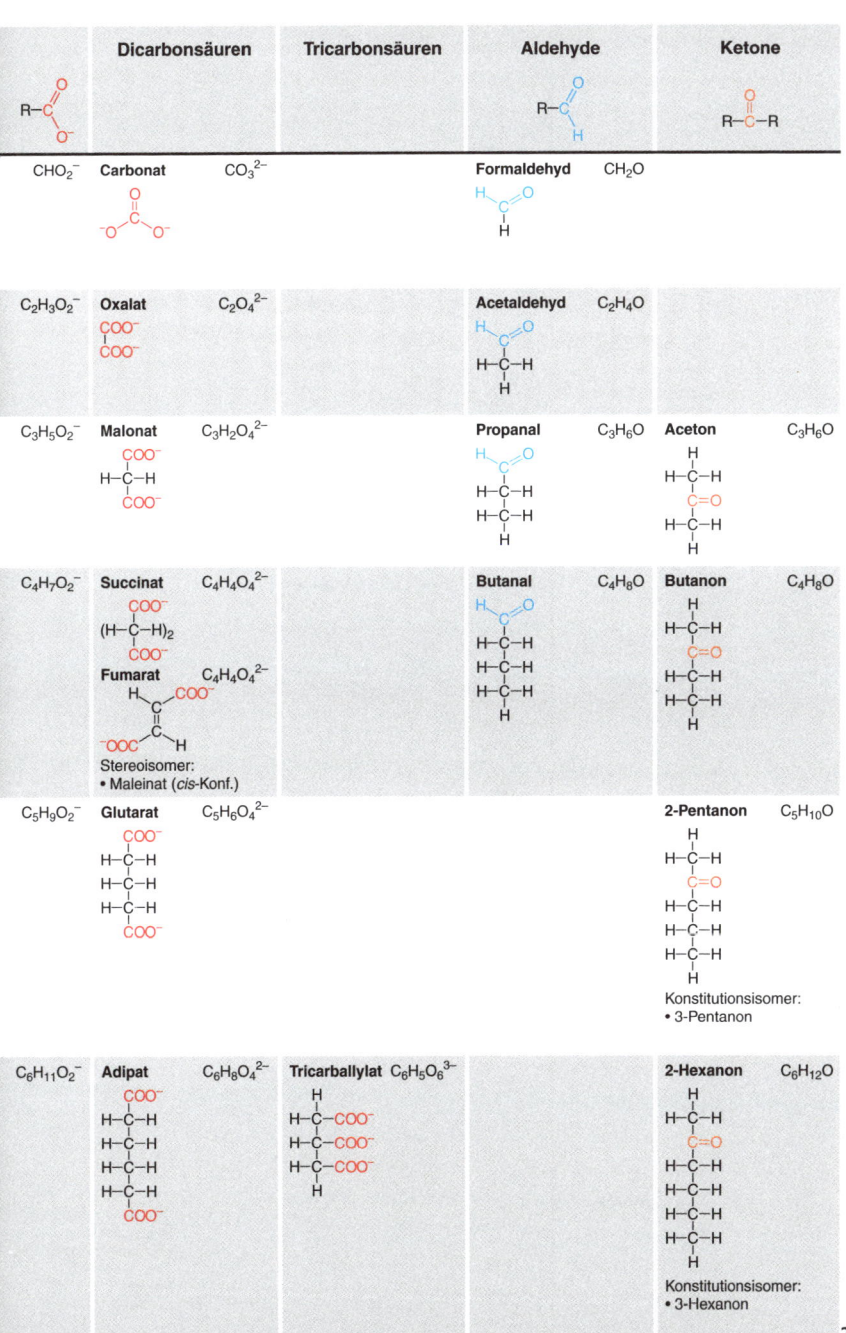

	Dicarbonsäuren		**Tricarbonsäuren**	**Aldehyde**		**Ketone**

R–COO⁻ structure ($R-COO^-$); Aldehyde structure ($R-CHO$); Ketone structure ($R-CO-R$)

CHO_2^- **Carbonat** CO_3^{2-}

Formaldehyd CH_2O

$C_2H_3O_2^-$ **Oxalat** $C_2O_4^{2-}$
COO⁻
COO⁻

Acetaldehyd C_2H_4O

$C_3H_5O_2^-$ **Malonat** $C_3H_2O_4^{2-}$
COO⁻
H–C–H
COO⁻

Propanal C_3H_6O

Aceton C_3H_6O
H
H–C–H
C=O
H–C–H
H

$C_4H_7O_2^-$ **Succinat** $C_4H_4O_4^{2-}$
COO⁻
(H–C–H)₂
COO⁻

Fumarat $C_4H_4O_4^{2-}$
H   COO⁻
  C=C
⁻OOC   H
Stereoisomer:
• Maleinat (*cis*-Konf.)

Butanal C_4H_8O
H–C
H–C–H
H–C–H
H–C–H
H

Butanon C_4H_8O
H
H–C–H
C=O
H–C–H
H–C–H
H

$C_5H_9O_2^-$ **Glutarat** $C_5H_6O_4^{2-}$
COO⁻
H–C–H
H–C–H
H–C–H
COO⁻

2-Pentanon $C_5H_{10}O$
H
H–C–H
C=O
H–C–H
H–C–H
H
Konstitutionsisomer:
• 3-Pentanon

$C_6H_{11}O_2^-$ **Adipat** $C_6H_8O_4^{2-}$
COO⁻
H–C–H
H–C–H
H–C–H
H–C–H
COO⁻

Tricarballylat $C_6H_5O_6^{3-}$
H
H–C–COO⁻
H–C–COO⁻
H–C–COO⁻
H

2-Hexanon $C_6H_{12}O$
H
H–C–H
C=O
H–C–H
H–C–H
H–C–H
H
Konstitutionsisomer:
• 3-Hexanon

	Biogene Amine $R-NH_2$	Säureamide $R-\underset{NH_2}{\overset{O}{C}}$	α-Aminosäuren $H_3\overset{+}{N}-\underset{R}{\overset{COO^-}{C}}-H$
1 C-Atom		**Harnstoff** $H_2N-\underset{NH_2}{\overset{O}{C}}$ Diamid der Kohlensäure Konstitutionsisomer: • Isoharnstoff	
2 C-Atome	**Ethanolamin** $H_2N-\overset{H}{\underset{H}{C}}-H$ $H-\overset{}{\underset{H}{C}}-OH$ decarboxyliertes Serin	**Acetamid** $H_2N-\overset{O}{C}$ $H-\overset{H}{\underset{H}{C}}-H$	**Glycin** $H_3\overset{+}{N}-\overset{H}{\underset{H}{C}}-H$ $\overset{COO^-}{}$
3 C-Atome	**β-Alanin** $H_2N-\overset{H}{\underset{H}{C}}-H$ $H-\overset{}{\underset{COO^-}{C}}-H$ decarboxyliertes Aspartat	**Propionamid** $H_2N-\overset{O}{C}$ $H-\overset{H}{\underset{H}{C}}-H$ $H-\overset{}{\underset{H}{C}}-H$	**Serin** $H_3\overset{+}{N}-\overset{COO^-}{\underset{}{C}}-H$ $H-\overset{}{\underset{OH}{C}}-H$ weitere Aminosäuren mit C3-Gerüst: • Alanin • Cystein
4 C-Atome	**GABA** (γ-Aminobutyrat) $H_2N-\overset{H}{\underset{H}{C}}-H$ $H-\overset{}{\underset{H}{C}}-H$ $H-\overset{}{\underset{COO^-}{C}}-H$ decarboxyliertes Glutamat	**Asparagin** $H_3\overset{+}{N}-\overset{COO^-}{\underset{}{C}}-H$ $H-\overset{}{\underset{}{C}}-H$ $H_2N-\overset{O}{C}$	**Aspartat** $H_3\overset{+}{N}-\overset{COO^-}{\underset{}{C}}-H$ $H-\overset{}{\underset{COO^-}{C}}-H$ weitere Aminosäuren mit C4-Gerüst: • Threonin • Asparagin
5 C-Atome	**δ-Aminolävulinat** $H_2N-\overset{H}{\underset{}{C}}-H$ $\overset{}{\underset{}{C}}=O$ $H-\overset{}{\underset{}{C}}-H$ $H-\overset{}{\underset{COO^-}{C}}-H$ decarboxyliertes α-Amino-β-Ketoadipat	**Glutamin** $H_3\overset{+}{N}-\overset{COO^-}{\underset{}{C}}-H$ $H-\overset{}{\underset{}{C}}-H$ $H-\overset{}{\underset{}{C}}-H$ $H_2N-\overset{O}{C}$	**Glutamat** $H_3\overset{+}{N}-\overset{COO^-}{\underset{}{C}}-H$ $H-\overset{}{\underset{}{C}}-H$ $H-\overset{}{\underset{COO^-}{C}}-H$ weitere Aminosäuren mit C5-Gerüst: • Glutamin • Valin • Ornithin
6 C-Atome			**Leucin** $H_3\overset{+}{N}-\overset{COO^-}{\underset{}{C}}-H$ $H-\overset{}{\underset{}{C}}-H$ $H-\overset{}{\underset{CH_3}{C}}-CH_3$ Konstitutionsisomer: • Isoleucin weitere Aminosäuren mit C6-Gerüst: • Lysin • Citrullin

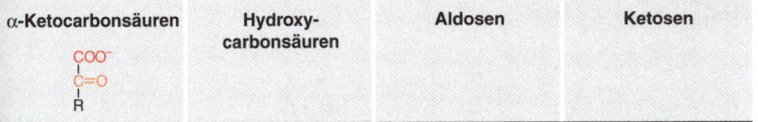

α-Ketocarbonsäuren	Hydroxy-carbonsäuren	Aldosen	Ketosen

Glykolat

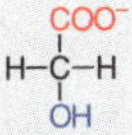

COO⁻
H–C–H
OH

Pyruvat

COO⁻
C=O
H–C–H
H

Lactat

COO⁻
H–C–OH
H–C–H
H

Glyceral

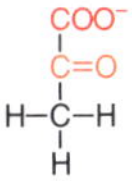

H–C=O
H–C–OH
H–C–OH
H

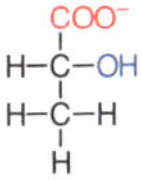

Glyceron

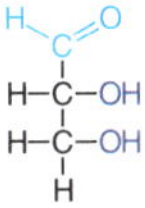

H
H–C–OH
C=O
H–C–OH

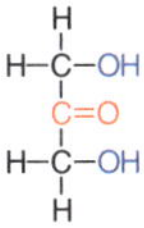

Oxalacetat

COO⁻
C=O
H–C–H
COO⁻

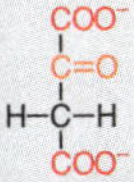

Konstitutionsisomer:
• α-Ketobutyrat

Malat

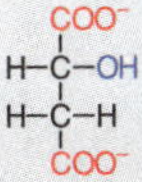

COO⁻
H–C–OH
H–C–H
COO⁻

β-Hydroxy-butyrat

COO⁻
H–C–H
H–C–OH
H–C–H
H

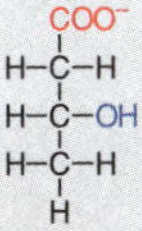

Konstitutionsisomere:
• α-Hydroxybutyrat
• γ-Hydroxybutyrat

Erythrose

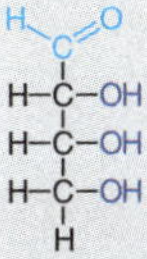

H–C=O
H–C–OH
H–C–OH
H–C–OH
H

Stereoisomer:
• Threose

Erythrulose

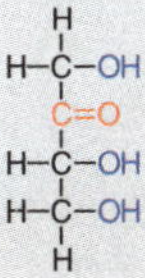

H
H–C–OH
C=O
H–C–OH
H–C–OH
H

α-Ketoglutarat

COO⁻
C=O
H–C–H
H–C–H
COO⁻

β-Hydroxyglutarat

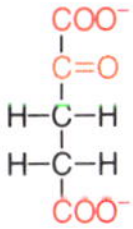

H
H–C–COO⁻
HO–C–H
H–C–COO⁻
H

Ribose

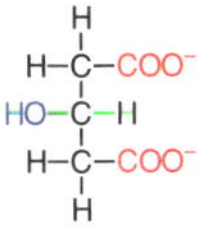

H–C=O
H–C–OH
H–C–OH
H–C–OH
H

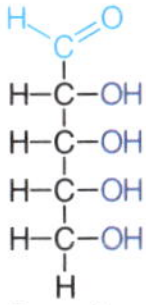

Stereoisomere:
• Arabinose
• Xylose
• Lyxose

Ribulose

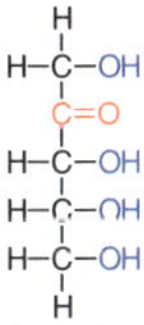

H
H–C–OH
C=O
H–C–OH
H–C–OH
H

Stereoisomer:
• Xylulose

α-Ketoadipat

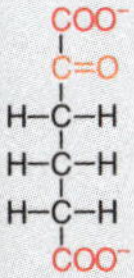

COO⁻
C=O
H–C–H
H–C–H
H–C–H
COO⁻

Citrat

H
H–C–COO⁻
HO–C–COO⁻
H–C–COO⁻
H

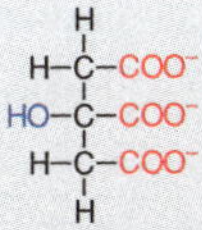

Konstitutionsisomer:
• Isocitrat

Glucose

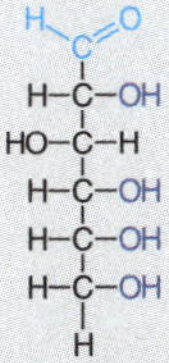

H–C=O
H–C–OH
HO–C–H
H–C–OH
H–C–OH
H–C–OH

Stereoisomere:
• Mannose
• Galactose

Fructose

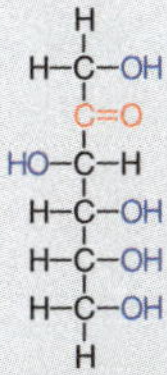

H
H–C–OH
C=O
HO–C–H
H–C–OH
H–C–OH
H–C–OH

Stereoisomere:
• Psicose
• Sorbose   • Tagatose

Der genetische Code

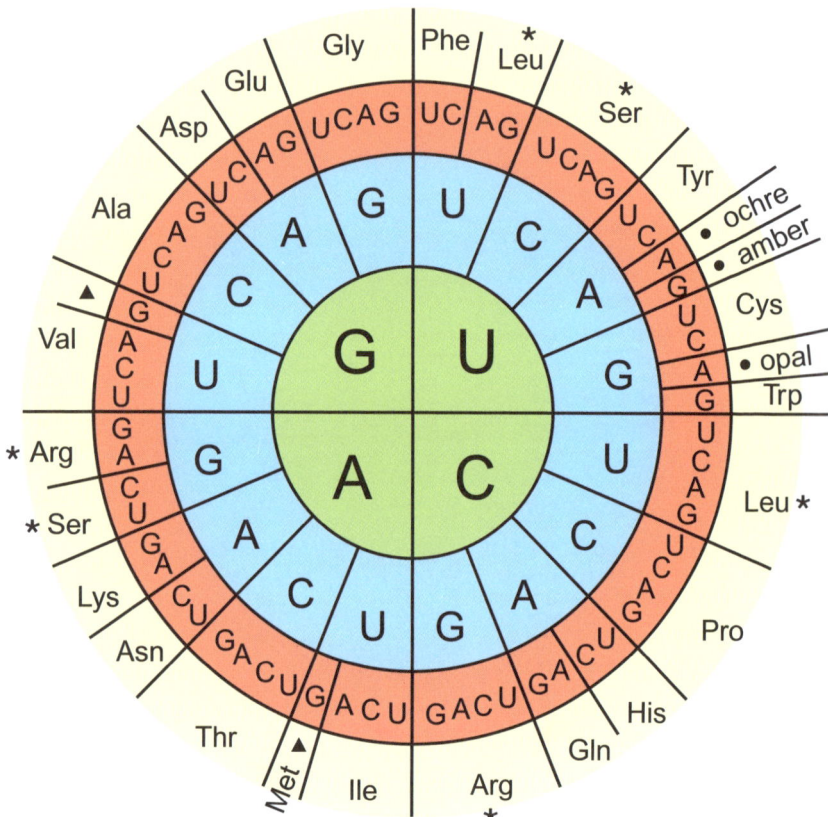

Die „Code-Sonne" des RNA-Codes wird von innen nach außen gelesen.
Beispiel: Lysin (Lys) = AAA oder AAG. Im DNA-Code steht Thymin (T) anstelle von Uracil (U).
Die Dreiecke kennzeichnen Startcodons, die Punkte Stoppcodons. (Das Startcodon GUG
kommt nur in Bakterien vor.) In vielen Fällen ist die dritte Position nicht von Bedeutung,
bei einigen mit * gekennzeichneten Fällen variiert die erste Position.

Abkürzungen der Aminosäuren

Alanin	Ala	A	Lysin	Lys	K
Arginin	Arg	R	Methionin	Met	M
Asparagin	Asn	N	Phenylalanin	Phe	F
Aspartat	Asp	D	Prolin	Pro	P
Cystein	Cys	C	Selenocystein	SeCys	U
Glutamat	Glu	E	Serin	Ser	S
Glutamin	Gln	Q	Threonin	Thr	T
Glycin	Gly	G	Tryptophan	Trp	W
Histidin	His	H	Tyrosin	Tyr	Y
Isoleucin	Ile	I	Valin	Val	V
Leucin	Leu	L			

pKs-Werte der Aminosäuren

Aminosäure	pK_1	pK_2	pK_3
Alanin	2,35	9,87	
Arginin	1,82	8,99	13,20
Asparagin	2,02	8,80	
Aspartat	1,99	3,90	10,00
Cystein	1,86	10,34	
Glutamat	2,13	4,32	9,95
Glutamin	2,17	9,13	
Glycin	2,35	9,78	
Histidin	1,81	6,05	9,15
Isoleucin	2,32	9,76	
Leucin	2,33	9,74	
Lysin	2,16	9,20	10,80
Methionin	2,17	9,27	
Phenylalanin	2,58	9,24	
Prolin	1,95	10,64	
Serin	2,19	9,44	
Threonin	2,09	9,10	
Tryptophan	2,34	9,44	
Tyrosin	2,20	10,07	
Valin	2,29	9,72	

Hormone

Hormonname	Syntheseort	Rezeptortyp	Wirkungsort
Glukokortikoide			
Cortisol	Nebennierenrinde: Zona fasciculata	Typ-IV-Rezeptor: Steroidrezeptor (im Zytosol an Hsp 90 gebunden)	Nebennierenmark
			peripheres Gewebe
			Leber
			Fettgewebe
			Immunsystem
Mineralokortikoide			
Aldosteron	Nebennierenrinde: Zona glomerulosa	Typ-IV-Rezeptor: Steroidrezeptor (im Zytosol) Erhöhung der Transkription spezifischer Genabschnitte	distale Tubuli und Sammelrohre der Niere
			auch Dickdarm, Milch- und Speicheldrüsen, Schweißdrüsen
Sexualhormone			
Androgene	Nebennierenrinde: Zona reticularis	Typ-IV-Rezeptor	Hypothalamus
z. B. Testo-steron	Mann: Testis (Leydig-Zellen)		Knochenmark
			Mann: Allgemein
			Sertoli-Zellen
			Stoffwechsel
			Knochen

| Wirkung | Regulation d. Sekretion | |
	stimulierend	hemmend
gesteigerte Katecholaminsynthese	• Kortikoliberin bzw. Kortikotropin	
gesteigerte Proteolyse: Bereitstellung von Aminosäuren für Synthese der Enzyme der Gluconeogenese in der Leber gesteigerte Gluconeogenese: Bereitstellung von Energielieferanten gesteigerte Glykogensynthese: Auffüllen der Glucosereserven gesteigerte Ketogenese		
gesteigerte Lipolyse		
entzündungshemmende Wirkung (durch Förderung der Expression von Lipocortin) immunsuppressive Wirkung (durch Hemmung der Interleukinsynthese)		
Neusynthese von Na^+-Kanälen: gesteigerte Na^+-Resorption Neusynthese von Na^+-K^+-ATPasen: gesteigerte K^+-Sekretion	• Abnahme des Blutvolumens • K^+-Überschuss • Corticotropin • Melanotropin	• K^+-Mangel • Atriopeptin • Dopamin • Somatostatin
ähnliche Wirkung	• β-Endorphin • Adiuretin • Katecholamine • Serotonin	
Hemmung der Gonadoliberinfreisetzung	• luteinisierendes Hormon (LH)	
Förderung der Erythropoese		
Ausbildung von primären und sekundären Geschlechtsmerkmalen		
Aufrechterhaltung der Spermiogenese		
Förderung der Proteinbiosynthese → Muskelaufbau		
Förderung der Kalzifizierung und Schluss der Epiphysenfuge		

Hormonname	Syntheseort	Rezeptortyp	Wirkungsort
Sexualhormone			
Gestagene	Plazenta	Typ-IV-Rezeptor	
z. B. Progesteron	Gelbkörper (zu geringem Teil auch in der Nebennierenrinde)		Uterus
			Mamma
Östrogene	Nebennierenrinde	Typ-IV-Rezeptor	Frau:
z. B. Östradiol	Frau: Plazenta, Ovarialfollikel (Granulosazellen) Mann: Testis		Allgemein
			Uterus
			Zervix
sonstige Steroidhormone			
Calcitriol	Leber → Haut → Leber → Niere	Typ-IV-Rezeptor: Steroidrezeptor (im Zytosol)	Niere
		Erhöhung der Transkription spezifischer Genabschnitte	Darm
			Knochen
Aminosäurederivate			
Katecholamine			
(Nor-) Adrenalin	chromaffine Zellen des Nebennierenmarks 20% Noradrenalin 80% Adrenalin	Typ-III-Rezeptor **α-1-Rezeptor** Second messenger: IP_3/DAG	Endothelzellen
		α-2-Rezeptor Hemmung der Adenylatzyclase (inhibitorisches G-Protein)	synaptischer Spalt (präsynaptisches Axon)
			B-Zellen des Pankreas
		β-1-Rezeptor Second messenger: cAMP	Herz
		β-2-Rezeptor Second messenger: cAMP	Niere Leber/Muskulatur

Wirkung	Regulation d. Sekretion stimulierend	hemmend
Erhaltung der Schwangerschaft Einnistung der befruchteten Eizelle Bildung des Milchgangsystems	• luteinisierendes Hormon (LH)	
Ausbildung von primären und sekundären Geschlechtsmerkmalen Proliferation des Myo- und Endometriums Induktion neuer Blutgefäße Steigerung der Durchblutung Veränderung der Schleimhautkonsistenz	• follikelstimulierendes Hormon (FSH)	
Hemmung der renalen Ausscheidung von Calcium und Phosphat (nur in Verbindung mit Parathormon) gesteigerte Synthese von Ca^{2+}-bindendem Protein: gesteigerte Ca^{2+}-Resorption Stimulation von Osteoblasten: gesteigerte Knochenmineralisierung	• Calciummangel • Phosphatmangel • Parathormon	• Calciumüberschuss • Phosphatüberschuss • Calcitriol (Eigenhemmung)
Vasokonstriktion neg. Rückkopplung des Noradrenalins, hemmt dessen weitere Ausschüttung verminderte Insulinausschüttung positiv chrono-, dromo- u. inotrop vermehrte Ausschüttung von Renin gesteigerter Glykogenabbau u. gesteigerte Gluconeogenese: Bereitstellung von Energielieferanten	• nervale Impulse zu den chromaffinen Zellen des Nebennierenmarks („Stress") • Glucocorticoide	• negative Rückkopplung von (Nor-)Adrenalin selbst

Hormonname	Syntheseort	Rezeptortyp	Wirkungsort
Aminosäurederivate			
Katecholamine			
(Nor-) Adrenalin			Fettgewebe
			Bronchialmuskulatur
			Endothelzellen
Amine			
Histamin	Gewebsmastzellen und basophile Leukozyten	Typ-III-Rezeptor **H_1-Rezeptor** Second mesenger: IP_3/DAG	glatte Muskelzellen von Darm und Bronchien
			Endothelzellen
		H_2-Rezeptor Second messenger: cAMP	Magen (Belegzellen)
Melatonin	Epiphyse		Hypothalamus (Ncl. suprachiasmaticus) weitere Melatoninrezeptoren befinden sich in thermo-regulatorischen Zentren des Hirnstamms, in Blutgefäßen des Gehirns und Immunzellen
Serotonin	Darm (enterochrom-affine Zellen)	Typ-III-Rezeptor $5-HT_1$-Rezeptor	Endothel
	Retina	$5-HT_1$-Rezeptor	Bronchien
	ZNS	$5-HT_4$-Rezeptor	glatte Darmmuskulatur
			Thrombozyten
			Nebennierenmark
		Typ-II-Rezeptor (ligament-gesteuerter Ionenkanal) $5-HT_3$-Rezeptor	Area postrema
Schilddrüsenhormone			
Triiodthyronin (T_3)	Schilddrüse, Follikelepithelzellen	inaktiver Transkriptionsfaktor auf DNA: wird durch T_3 aktiviert	
Thyroxin (T_4)			Adenohypophyse
			allg. Stoffwechsel
			Herz

Wirkung	Regulation d. Sekretion stimulierend	hemmend
gesteigerte Lipolyse		
Vasodilation		
Vasodilation		
Vasokonstriktion	• Antigenbindung von Mastzellen • Bradykinin	• Adrenalin • Prostaglandin E_2 • Histamin (über H_2-Rezeptoren)
Vasodilation		
Förderung der HCl-Produktion		
stabilisierende Funktion auf den zirkadianen Rhythmus Einstellung der saisonbedingten Umstellung	• Lichteinfall auf die Retina	
Vasokonstriktion		
Vasokonstriktion		
Kontraktion		
Förderung der Thrombozytenaggregation		
Förderung der Adrenalinausschüttung		
Übelkeit/Erbrechen		
T_3 und T_4 haben prinzipiell dieselbe Wirkung, jedoch ist die von T_3 um ein Mehrfaches stärker als die von T_4	• Thyrotropin	
Förderung der Somatotropinsynthese		
Anstieg des Grundumsatzes: Förderung der Lipolyse Förderung der Gluconeogenese Förderung des Glykogenabbaus		
Einbau von β-Rezeptoren → Zunahme der Empfindlichkeit für Katecholamine		

Hormonname	Syntheseort	Rezeptortyp	Wirkungsort
Hypophysäre Hormone			
Corticotropin (ACTH)	Adenohypophyse (basophile Zellen) β_1-Zellen	Typ-III-Rezeptor Second messenger: cAMP	Nebennierenrinde (Zona fasciculata)
Follikelsti-mulierendes Hormon (FSH)	Adenohypophyse (basophile Zellen) δ-Zellen	Typ-III-Rezeptor Second messenger: cAMP	Mann: Sertoli-Zellen Frau: Granulosazellen
Luteinisie-rendes Hormon (LH)	Adenohypophyse (basophile Zellen) δ-Zellen	Typ-III-Rezeptor Second messenger: cAMP	Mann: Leydig-Zellen Frau: Granulosazellen
Melanotropin (MSH)	Hypophysen-zwischenlappen (basophile Zellen) β-Zellen	Typ-III-Rezeptor Second messenger: cAMP	Melanozyten
Prolaktin (PRL)	Adenohypophyse (acidophile Zellen) η-Zellen	Typ-III-Rezeptor Second messenger: cAMP	sekretorische Zellen der Brustdrüse
Somatotropin (STH)	Adenohypophyse (acidophile Zellen) α-Zellen	Typ-III-Rezeptor Second messenger: cAMP	allg. Gewebe Fettgewebe Leber
Thyreotropin (TSH)	Adenohypophyse (basophile Zellen) β_2-Zellen	Typ-III-Rezeptor Second messenger: cAMP	Schilddrüse

Wirkung	Regulation d. Sekretion stimulierend	hemmend
Steigerung der Glucocorticoidbiosynthese	• Corticoliberin	• Corticostatin
	• Katecholamine	• Erhöhter Cortisolspiegel
Mann: Spermatogenese	• „Stress" • Gonadoliberin	• Dopamin (auf hypo- thalamischer Ebene)
Frau: Follikelreifung		
Mann: Stimulation der Androgenbiosynthese	• Gonadoliberin	• Dopamin (auf hypo- thalamischer Ebene)
Frau: Bildung des Gelbkörpers		
Steigerung der Melaninbiosynthese → Regulation der Hautpigmentierung	• Melanoliberin	• Melanostatin
		• Melatonin
Milchproduktion	• Prolaktoliberin	• Prolaktostatin
	• Endorphine • VIP	• Dopamin • GAP (Vorläuferpeptid von GnRH)
direkte Wirkung: insulin-synergetisch (gesteigerte Proteinbiosynthese und Glucoseaufnahme in die Zellen)	• Somatoliberin	• Somatostatin
	• Schilddrüsenhormone	
direkte Wirkung: insulin-antagonistisch (gesteigerte Lipolyse) direkte Wirkung: insulin-antagonistisch (gesteigerte Gluconeogenese) indirekte Wirkung: Synthese von Somatomedinen		
vermehrte Aufnahmen von Iodid-Ionen	• Thyreoliberin	• Somatostatin
gesteigerte Synthese von T_3/T_4 vermehrte Freisetzung von Schilddrüsen-hormon aus dem Kolloid	• Noradrenalin	• Rückkopplungs- hemmung durch Schilddrüsenhormone

Hormonname	Syntheseort	Rezeptortyp	Wirkungsort
Hypothalamische Hormone			
ADH (antidiuretisches Hormon)	magnozelluläre Kerngebiete des Hypothalamus	**V_2-Rezeptor:** Typ-III-Rezeptor Second messenger: cAMP	Niere
	(**Ncl. supraopticus,** Ncl. paraventricularis hypothalami)	**V_1-Rezeptor:** Typ-III-Rezeptor Second messenger: IP_3/DAG	Gefäßmuskulatur
Oxytocin	magnozelluläre Kerngebiete des Hypothalamus (Ncl. supraopticus, Ncl. paraventricularis hypothalami)	Typ-III-Rezeptor Second messenger: IP_3/DAG	Brustdrüsen Myometrium
Liberine (Releasing-Hormone) Corticoliberin (CRH) Gonadoliberin (GnRH) Melanoliberin (MRH) Prolactoliberin (PRH) Somatoliberin (SRH) Thyreoliberin (TRH)	parvizelluläre Kerngebiete des Hypothalamus	Typ-III-Rezeptor Second messenger: cAMP	Adenohypophyse
Statine (Inhibiting-Hormone) Melanostatin (MIH) Prolaktostatin (PIH) Somatostatin (SIH)	parvizelluläre Kerngebiete des Hypothalamus	Hemmung der Adenylatcyclase	Adenohypophyse
Gastrointestinale Hormone			
Chole-zystokinin	Duodenum und Jejunum: I-Zellen	Typ-III-Rezeptor Second messenger: cAMP Second messenger: IP_3/DAG	Pankreas Gallenblase

Wirkung	Regulation d. Sekretion	
	stimulierend	hemmend
Einbau von Aquaporinen im distalen Tubulus	• Anstieg der Serum-molalität • Acetylcholin/Nicotin/Morphin	• Adrenalin/Ethanol
Vasokonstriktion		
Kontraktion der glatten Muskulatur der Brustdrüsen → Milchejektion	• Saugen des Kindes an der Brustwarze • Dehnung der Zervix	
Kontraktion der glatten Muskulatur des Myometriums → Wehen	Empfindlichkeit für Oxytocin wird durch Östrogene (+) und Gestagene (–) reguliert	
Stimulation der Freisetzung hypophysärer Hormone (Tropine) Corticotropin (ACTH) (+) follikelstimulierendes Hormon (FSH) (+) luteinisierendes Hormon (LH) (+) Melanotropin (MSH) (+) Prolaktin (PRL) (+) Somatotropin (STH) (+) Thyreotropin (TSH) (+)	• Absinken der Konzentration von zugehörigem Tropin bzw. dessen Effektorhormon	• Anstieg der Konzentration von zugehörigem Tropin bzw. dessen Effektorhormon
Hemmung der Freisetzung hypophysärer Hormone Melanotropin (MSH) (–) Prolaktin (PRL) (–) Somatotropin (STH) (–) Corticotropin (–), Thyreotropin (TSH) (–)	• Anstieg der Konzentration von zugehörigem Tropin bzw. dessen Effektorhormon (Tropine)	• Absinken der Konzentration von zugehörigem Tropin bzw. dessen Effektorhormon
gesteigerte Sekretion von Pankreasenzymen Kontraktion der glatten Muskulatur: Entleerung der Gallenblase	• Chymus im Duodenum	• Trypsin im Darmlumen

Hormonname	Syntheseort	Rezeptortyp	Wirkungsort
Gastrointestinale Hormone			
Gastrin (in drei Varianten)	G-Zellen des	Typ-III-Rezeptor	Magen (Belegzellen)
Big-Gastrin	Antrums und Duodenums	Second messenger: IP_3/DAG	Magen (Hauptzellen)
(Little-)Gastrin	Antrums		Dünndarm
Minigastrin	Antrums		Gallenblase Pankreas (B-Zellen)
GIP (gastro-inhibitorisches Peptid)	Dünndarm: K-Zellen		Pankreas (B-Zellen)
		Typ-III-Rezeptor Second messenger: IP_3/DAG	Magen (bei Bedarf, um den Dünndarm zu entlasten)
Sekretin	Duodenum und Jejunum: S-Zellen	wie GIP	Pankreas
			Antrum (und Duodenum)
Somatomedin (oder insulin-like growth factor)	Leber	Typ-I-Rezeptor Tyrosinkinaseaktivität	Knochen (Epiphysenfuge)
VIP (vasoak-tives intesti-nales Peptid)	Nervenendigungen	Typ-III-Rezeptor	Magen
		Second messenger: cAMP	Verdauungstrakt Pankreas
Pankreatische Hormone			
Glucagon	Pankreas: A-Zellen	Typ-III-Rezeptor	Leber
		Second messenger: cAMP	
			Fettgewebe

Wirkung	Regulation d. Sekretion stimulierend	hemmend
gesteigerte Protonenabgabe: pH sinkt	• mechanische Dehnung der Antrumschleimhaut	• Absinken des pH-Werts im Magenlumen
gesteigerte Pepsinsekretion	• pH-Anstieg im Magenlumen	• Sekretin
Motilitätszunahme	• Vagusreiz	• GIP
Motilitätszunahme gesteigerte Insulinsekretion	• Peptide, Alkohol, Coffein oder Röststoffe im Speisebrei	• VIP
gesteigerte Insulinsekretion	• Füllung des Duodenums	
Hemmung der Magensaftsekretion Verzögerung der Magenentleerung	• Absinken des pH-Werts im Duodenum	
Stimulation der Freisetzung von Hydrogen-carbonat und Wasser ins Duodenum Förderung der Insulinausschüttung	• saurer Mageninhalt und/oder Fette befinden sich im Duodenum • Vagusreiz	
Hemmung der Gastrinausschüttung Hemmung der Magenmotalität		
Steigerung der DNA-/RNA-Synthese Förderung der Zellteilung → Längenwachstum	• Somatotropin	
Hemmung der HCl-Sekretion	• Aktivierung enterischer Nerven	
Hemmung der gastrointestinalen Motilität Förderung der Elektrolytsekretion		
Förderung der Gluconeogenese und der Glykogenolyse Hemmung der Glykolyse und der Glykogensynthese → Erhöhung des Blutzuckerspiegels	• Abnahme der extrazellulären Glucosekonzentration • Somatotropin • Absinken der Fettsäurekonzentration im Blut • Cholezystokinin • Sympathikusaktivierung	• Insulin • Anstieg der Fettsäurekonzentration im Blut • Somatostatin
Förderung der Lipolyse		

Hormonname	Syntheseort	Rezeptortyp	Wirkungsort
Insulin	Pankreas: B-Zellen	Typ-I-Rezeptor mit Tyrosin-kinaseaktivität	alle Gewebe
			Leber
			Skelettmuskulatur
			Fettgewebe
Somatostatin	Verdauungstrakt und Pankreas: D-Zellen	Typ-III-Rezeptor Hemmung der Adenylatcyclase (inhibitorisches G-Protein)	Verdauungstrakt und Pankreas
Sonstige Peptidhormone			
Angiotensin II	Leber (durch proteolytische Spaltung: Angiotensino-gen → Angiotensin I Angiotensin I → Angiotensin II)	AT_1-Rezeptor: Typ-III-Rezeptor Second messenger: IP_3/DAG	Endothelzellen
			Nebennierenrinde
			Myozyten
Calcitonin	Schilddrüse: C-Zellen	Typ-III-Rezeptor Second messenger: cAMP	Niere
			Darm
			Knochen (insbesondere beim jugendlichen Skelett)
Erythropoetin	Niere		Knochenmark
Leptin	Adipozyten		ZNS
			Niere

Wirkung	Regulation d. Sekretion	
	stimulierend	hemmend
Förderung der Glykolyse	• Anstieg des Blutzucker-spiegels	• Somatostatin • Adrenalin (über α-1-Rezeptoren)
Förderung der Glykogensynthese Hemmung der Glykogenolyse Hemmung der Gluconeogenese	• hoher Fettsäure-, Amino-säure- oder Ketonkörper-spiegel im Blut • gastrointestinale Hormone (GIP, Sekretin) • Vagusreiz	• Sympathikusreiz
Glucoseaufnahme in die Zelle: GLUT-4 (insulinabhängiger Glucosetransporter) Förderung der Glykogensynthese Hemmung der Glykogenolyse		
Glucoseaufnahme in die Zelle: GLUT-4 (insulinabhängiger Glucosetransporter) Föderung der Fetteinlagerung Hemmung der Lipolyse		
generelle Hemmung aller gastrointestinalen Hormone, unabhängig von deren Wirkung	• Gastrin • niedriger luminaler pH-Wert	• Somatostatin (neg. Rückkopplung) • Hypoglykämie • „Stress"
Vasokonstriktion: Blutdruckanstieg	• gesteigerte Reninausschüttung	• verminderte Reninausschüttung
gesteigerte Aldosteronausschüttung		
Zellwachstum		
gesteigerte renale Ausscheidung von Calcium und Phosphat	• Calciumüberschuss	
Hemmung der Motilität verminderte Sekretion von Verdauungsenzymen: verlangsamte Ca^{2+}-Resorption Stimulation von Osteoblasten und Hemmung von Osteoklasten: gesteigerte Mineralisierung des Knochens		
Förderung der Proliferation von Erythroblasten gesteigerte Hämoglobinbiosynthese	Abnahme des O_2-Gehalts im Blut	
verminderte Ausschüttung von Neuro-peptid Y (dieses vermittelt dem Körper ein Hungergefühl)	• „volle" Fettspeicher" • Adrenalin (über β-Rezeptoren) • Interleukin 1	
Natriurese Diurese		

Hormonname	Syntheseort	Rezeptortyp	Wirkungsort
Atriales natriuretisches Peptid (ANP)	Herzvorhöfe: myo-endodokrine Zellen	Typ-I-Rezeptor Guanylatcyclaseaktivität	Niere
			glatte Muskulatur
			Nebennierenrinde Neurohypophyse
Parathormon	Nebenschilddrüse	Typ-III-Rezeptor Second messenger: cAMP	Knochen Niere Darm

Wirkung	Regulation d. Sekretion	
	stimulierend	hemmend
Blutdrucksenkung:	• Dehnung der Vorhöfe	
Hemmung der Natriumrückresorption durch Hemmung der Na⁺/K⁺-ATPase → Natriurese und Diurese Hemmung der Reninfreisetzung		
Vasodilatation		
Hemmung der Aldosteronfreisetzung Hemmung der ADH-Freisetzung		
Stimulation der Osteoblasten zur Zytokin-freisetzung → Aktivierung von Osteoklasten → Freisetzung von Calcium	• Absinken des Calcium-spiegels im Blut	• Anstieg des Calcium-spiegels im Blut
gesteigerte Calcitriolsynthese Förderung der Calciumrückresorption Hemmung der Phosphatrückresorption Förderung der Calciumresorption		

Enzyme

Enzymname	Reaktionsart	Lokalisation
Pentosephosphatweg		
6-Phosphogluconat-Dehydrogenase	Redoxreaktion irreversibel	Zytoplasma
Gluconolaktonase	Hydrolysereaktion reversibel	Zytoplasma
Glucose-6-Phosphat-Dehydrogenase	Redoxreaktion irreversibel	Zytoplasma
Ribulose-5-Phosphat-Isomerase	Isomerisierung reversibel	Zytoplasma
Ribulose-5-Phosphat-Epimerase	Isomerisierung reversibel	Zytoplasma
Transaldolase	C_3-Übertragungs-Reaktion irreversibel	Zytoplasma
Transketolase	C_2-Übertragungs-Reaktion irreversibel	Zytoplasma
Glykolyse		
3-Phosphoglycerat-Kinase	Gruppenübertragungsreaktion irreversibel	Zytoplasma
Aldolase	Synthesereaktion reversibel	Zytoplasma
Enolase	Synthesereaktion reversibel	Zytoplasma
Glucose-6-Phosphat-Isomerase	Isomerisierung reversibel	Zytoplasma
Glycerinaldehyd-3-Phosphat-Dehydrogenase	Redoxreaktion reversibel	Zytoplasma
Lactat-Dehydrogenase	Redoxreaktion reversibel	Zytoplasma
Phosphofructokinase	Gruppenübertragungsreaktion irreversibel	Zytoplasma
Phosphoglycerat-Mutase	Isomerisierung irreversibel	Zytoplasma
Pyruvat-Kinase	Gruppenübertragungsreaktion reversibel	Zytoplasma
Triosephosphat-Isomerase	Isomerisierung reversibel	Zytoplasma

Coenzym	Hauptsubstrat	Hauptprodukt
NADP+	6-Phosphogluconat	Ribulose-5-Phosphat CO_2
	6-Phosphogluconolacton	6-Phosphogluconat
NADP+	Glucose-6-Phosphat	6-Phosphogluconolacton
	Ribulose-5-Phosphat	Ribose-5-Phosphat
	Ribulose-5-Phosphat	Xylulose-5-Phosphat
	Ribulose-5-Phosphat Xylulose-5-Phosphat	Seduheptulose-7-Phosphat Glycerinaldehyd-3-Phosphat
	Erythrose-4-Phosphat Xylulose-5-Phosphat	Fructose-6-Phosphat Glycerinaldehyd-3-Phosphat
	Seduheptulose-7-Phosphat Glycerinaldehyd-3-Phosphat	Fructose-6-Phosphat Erythrose-4-Phosphat
	1,3-Bisphosphoglycerat ADP	3-Phosphoglycerat ATP
	Fructose-1,6-Bisphosphat	Glycerinaldehyd-3-Phosphat Dihydroxyacetonphosphat
	2-Phosphoglycerat	Phosphoenolpyruvat
	Glucose-6-Phosphat	Fructose-6-Phosphat
NAD+	Glycerinaldehyd-3-Phosphat	1,3-Bisphosphoglycerat
NAD+	Pyruvat	Lactat
	Fructose-6-Phosphat	Fructose-1,6-Bisphosphat
	3-Phosphoglycerat	2-Phosphoglycerat
	Phosphoenolpyruvat	Pyruvat
	Dihydroxyacetonphosphat	Glycerinaldehyd-3-Phosphat

Enzymname	Reaktionsart	Lokalisation
Gluconeogenese		
3-Phosphoglycerat-Kinase	Gruppenübertragungsreaktion irreversibel	Zytoplasma
Aldolase	Synthesereaktion reversibel	Zytoplasma
Enolase	Synthesereaktion reversibel	Zytoplasma
Fructose-1,6-Bisphosphatase	Hydrolysereaktion irreversibel	Zytoplasma (nur Leber, Niere und Darm)
Glucose-6-Phosphatase	Hydrolysereaktion ireversibel	raues ER (nur Leber, Niere und Darm)
Glucose-6-Phosphat-Isomerase	Isomerisierung reversibel	Zytoplasma
Glycerinaldehyd-3-Phosphat-Dehydrogenase	Redoxreaktion reversibel	Zytoplasma
Malat-Dehydrogenase	Redoxreaktion reversibel	Mitochondrium (nur Leber, Niere und Darm)
Phosphoenolpyruvat-Carboxylase	Synthesereaktion irreversibel	Zytoplasma (nur Leber, Niere und Darm)
Phosphoglycerat-Mutase	Isomerisierung irreversibel	Zytoplasma
Pyruvat-Carboxylase	Synthesereaktion irreversibel	Mitochondrium (nur Leber, Niere und Darm)
Triosephosphat-Isomerase	Isomerisierung reversibel	Zytoplasma
Citratzyklus		
α-Ketoglutarat-Dehydrogenase	Redoxreaktion irreversibel	Mitochondrium
Aconitase	Isomerisierung reversibel	Mitochondrium
Citrat-Synthase	Synthesereaktion irreversibel	Mitochondrium
Fumarase	Synthesereaktion reversibel	Mitochondrium
Isocitrat-Dehydrogenase	Redoxreaktion reversibel	Mitochondrium
Malat-Dehydrogenase	Redoxreaktion reversibel	Mitochondrium (nur Leber, Niere und Darm)
Succinat-Dehydrogenase	Redoxreaktion reversibel	Innenseite der inneren Mitochondrienmembran

Coenzym	Hauptsubstrat	Hauptprodukt
	1,3-Bisphosphoglycerat ADP	3-Phosphoglycerat ATP
	Fructose-1,6-Bisphosphat	Glycerinaldehyd-3-Phosphat Dihydroxyacetonphosphat
	2-Phosphoglycerat	Phosphoenolpyruvat
	Fructose-1,6-Bisphosphat	Fructose-6-Phosphat
	Glucose-6-Phosphat	Glucose
	Glucose-6-Phosphat	Fructose-6-Phosphat
NAD+	Glycerinaldehyd-3-Phosphat	1,3-Bisphosphoglycerat
NAD+	L-Malat	Oxalacetat
	Oxalacetat	Phosphoenolpyruvat
	3-Phosphoglycerat	2-Phosphoglycerat
Biotin	Pyruvat	Oxalacetat
	Dihydroxyacetonphosphat	Glycerinaldehyd-3-Phosphat
Coenzym A NAD+	α-Ketogluterat	Succinyl-CoA
	Citrat	Isocitrat
Coenzym A (wird ab-gespalten)	Oxalacetat Acetyl-CoA	Citrat
	Fumarat	L-Malat
NAD+	Isocitrat	α-Ketoglutarat
NAD+	L-Malat	Oxalacetat
FAD	Succinat	Fumarat

Enzymname	Reaktionsart	Lokalisation
Succinat-Thiokinase	Gruppenübertragungsreaktion	Mitochondrium
Malat-Dehydrogenase	Redoxreaktion reversibel	Mitochondrium (nur Leber, Niere und Darm

β-Oxidation

Acyl-CoA-Dehydrogenase	Redoxreaktion irreversibel	Mitochondrium
Acyl-CoA-Synthetase	Synthesereaktion in 2 Schritten irreversibel	Zytoplasma Schritt 1: Schritt 2:
Carnitin-Acyl-Transferase I	Gruppenübertragungsreaktion irreversibel	Außenseite der inneren Mitochondrienmembran
Carnitin-Acyl-Transferase II	Gruppenübertragungsreaktion irreversibel	Innenseite der inneren Mitochondrienmembran
Enoyl-CoA-Hydratase	Synthesereaktion reversibel	Mitochondrium
L-β-Hydroxyacyl-CoA-Dehydrogenase	Redoxreaktion irreversibel	Mitochondrium
Methylmalonyl-CoA-Epimerase	Isomerisierungsreaktion irreversibel	Mitochondrium
Methylmalonyl-CoA-Mutase	Isomerisierungsreaktion irreversibel	Mitochondrium
Propionyl-CoA-Carboxylase	Synthesereaktion irreversibel	Mitochondrium
Thiolase	Thiolysereaktion	Mitochondrium

Fettsäuresynthese

Acetyl-CoA-Carboxylase	Synthesereaktion irreversibel	Zytoplasma (bevorzugt in Leber)
Acetyl-Transferase	Gruppenübertragungsreaktion irreversibel	Zytoplasma (bevorzugt in Leber)
Acyl-Hydrolase	Hydrolysereaktion irreversibel	Zytoplasma (bevorzugt in Leber)
ATP-Citrat-Lyase	Synthesereaktion irreversibel	Zytoplasma (bevorzugt in Leber)
Enoyl-Reduktase	Redoxreaktion irreversibel	Zytoplasma (bevorzugt in Leber)
Hydroxyacyl-Dehydrogenase	Dehydratisierungsreaktion irreversibel	Zytoplasma (bevorzugt in Leber)

Coenzym	Hauptsubstrat	Hauptprodukt
Coenzym A (wird abgespalten)	**Succinyl-CoA**	**Succinat**
NAD^+	**L-Malat**	**Oxalacetat**

FAD	**Acyl-CoA**	**Enoyl-CoA**
Coenzym A	**freie Fettsäure Acyladenylat**	**Acyladenylat Acyl-CoA**
Coenzym A (wird abgespalten)	**Acyl-CoA**	**Acyl-Carnitin**
Coenzym A	**Acyl-Carnitin**	**Acyl-CoA**
	Enoyl-CoA	**Hydroxyacyl-CoA**
NAD^+	**Hydroxyacyl-CoA**	**Ketoacyl-CoA**
	D-Methylmalonyl-CoA	**L-Methylmalonyl-CoA**
Vitamin B_{12}	**L-Methylmalonyl-CoA**	**Succinyl-CoA**
Biotin	**Propionyl-CoA**	**D-Methylmalonyl-CoA**
Coenzym A	**Ketoacyl-CoA**	**Acetyl-CoA**

Biotin	**Acetyl-CoA**	**Malonyl-CoA**
Coenzym A (wird abgespalten)	**Acetyl-CoA**	Fettsäure-Synthase-Komplex mit **Acetyl-Rest an peripherer SH-Gruppe**
	Fettsäure-Synthase-Komplex mit **Acyl-Rest an zentraler SH-Gruppe**	**freie Fettsäure**
Coenzym A	**Citrat**	**Acetyl-CoA**
NADPH/H^+	Fettsäure-Synthase-Komplex mit **Enoyl-Rest an zentraler SH-Gruppe**	Fettsäure-Synthase-Komplex mit **Acyl-Rest an zentraler SH-Gruppe**
	Fettsäure-Synthase-Komplex mit **Hydroxyacyl-Rest an zentraler SH-Gruppe**	Fettsäure-Synthase-Komplex mit **Enoyl-Rest an zentraler SH-Gruppe**

Enzymname	Reaktionsart	Lokalisation
Ketoacyl-Reduktase	Redoxreaktion irreversibel	Zytoplasma (bevorzugt in Leber)
Ketoacyl-Synthase	Synthesereaktion irreversibel	Zytoplasma (bevorzugt in Leber)
Malonyl-Transferase	Gruppenübertragungsreaktion irreversibel	Zytoplasma (bevorzugt in Leber)

Ketonkörper-Abbau

Enzymname	Reaktionsart	Lokalisation
Acetoacetyl-CoA-Thiolase	Thiolysereaktion (außer Leber)	Mitochondrium
β-Hydroxybutyrat-Dehydrogenase	Redoxreaktion reversibel	Mitochondrium
β-Ketoacyl-CoA-Transferase	Gruppenübertragungsreaktion irreversibel	Mitochondrium (außer Leber)

Ketogenese

Enzymname	Reaktionsart	Lokalisation
Acetoacetyl-CoA-Hydratase	Synthesereaktion irreversibel	Mitochondrium (nur Leber)
β-HMG-CoA-Lyase	Synthesereaktion irreversibel	Mitochondrium (nur Leber)
β-HMG-CoA-Synthase – mitochondrial –	Synthesereaktion irreversibel	Mitocondrium (nur Leber)

Cholesterinbiosynthese

Enzymname	Reaktionsart	Lokalisation
β-HMG-CoA-Reduktase	Redoxreaktion irreversibel	Zytoplasma
β-HMG-CoA-Synthase – zytoplasmatisch –	Synthesereaktion irreversibel	Zytoplasma (besonders Leber und Darm)
Dimethylallyl-Transferase	Gruppenübertragungsreaktion irreversibel	Zytoplasma
Geranyl-Transferase	Gruppenübertragungsreaktion irreversibel	Zytoplasma
Isopentenylpyrophosphat-Isomerase	Isomerisierungsreaktion reversibel	Zytoplasma
Mevalonat-Kinase	Gruppenübertragungsreaktion irreversibel	Zytoplasma
Phosphomevalonat-Kinase	Gruppenübertragungsreaktion irreversibel	Zytoplasma

Coenzym	Hauptsubstrat	Hauptprodukt
NADPH/H+	Fettsäure-Synthase-Komplex mit **Ketoacyl-Rest an zentraler SH-Gruppe**	Fettsäure-Synthase-Komplex mit **Hydroxyacyl-Rest an zentraler SH-Gruppe**
	Fettsäure-Synthase-Komplex mit **Acyl-Rest an peripherer SH-Gruppe und Malonyl-Rest an zentraler SH-Gruppe**	
Coenzym A (wird abgespalten)	**Malonyl-CoA**	**Fettsäure-Synthase-Komplex mit Acyl-Rest an peripherer SH-Gruppe und Malonyl-Rest an zentraler SH-Gruppe**
Coenzym A	**Acetoacetyl-CoA**	**2× Acetyl-CoA**
NADH/H+	**Acetoacetat**	**β-Hydroxybutyrat**
	Acetoacetat	**Acetoacetyl-CoA**
Coenzym A (wird abgespalten)	**Acetoacetyl-CoA**	**Acetoacetat**
	β-HMG-CoA	**Acetoacetat**
Coenzym A (wird abgespalten)	**Acetoacetyl-CoA**	**β-HMG-CoA**
2× NADPH/H+ Coenzym A (wird abgespalten)	**β-HMG-CoA**	**Mevalonat**
Coenzym A (wird abgespalten)	**Acetoacetyl-CoA**	**β-HMG-CoA**
	Dimethylallylpyrophosphat	**Geranylpyrophosphat**
	Geranylpyrophosphat	**Farnesylpyrophosphat**
	Isopentenylpyrophosphat	**Dimethylallylpyrophosphat**
	Mevalonat	**5-Phosphomevalonat**
	5-Phosphomevalonat	**5-Pyrophosphomevalonat**

Enzymname	Reaktionsart	Lokalisation
Pyrophosphomevalonat-Kinase	Gruppenübertragungsreaktion irreversibel	Zytoplasma
Squalen-Synthetase	Synthesereaktion irreversibel	raues ER
Stickstoffentsorgung		
Carbamoylphosphat-Synthetase I	Synthesereaktion irreversibel	Mitochondrium (nur Leber und Niere)
Glutamat-Dehydrogenase	Redoxreaktion irreversibel	Zytoplasma (nur Leber und Niere)
Glutaminase	Hydrolysereaktion irreversibel	Zytoplasma (nur Leber und Niere)
Glutamin-Synthetase	Synthesereaktion reversibel	Zytoplasma
Harnstoffzyklus		
Argininosuccinase	Synthesereaktion irreversibel	Zytoplasma (nur Leber und Niere)
Arginase	Hydrolysereaktion irreversibel	Zytoplasma (nur Leber und Niere)
Argininosuccinat-Synthase	Synthesereaktion irreversibel	Zytoplasma (nur Leber und Niere)
Ornithin-Carbamoyl-Transferase	Gruppenübertragungsreaktion irreversibel	Mitochondrium (nur Leber und Niere)
Aminosäurestoffwechsel		
Alanin-Amino-Transferase (ALT)	Gruppenübertragungsreaktion reversibel	Zytoplasma
Aspartat-Amino-Transferase (AST)	Gruppenübertragungsreaktion reversibel	Zytoplasma
Purinsynthese		
Adenin-Phosphoribosyl-Transferase (APRT)	Gruppenübertragungsreaktion	Zytoplasma
Glutamin-Phosphoribosylpyro-phosphat-Transferase	Gruppenübertragungsreaktion irreversibel	Zytoplasma
Glycinamid-Ribonukleotid-Synthetase	Synthesereaktion irreversibel	Zytoplasma
Hexokinase	Gruppenübertragungsreaktion irreversibel	Zytoplasma
Hypoxanthin-Guanin-Phosphoribosyl-Transferase (HGPRT)	Gruppenübertragungsreaktion	Zytoplasma
Ribosephosphat-Pyrophosphat-Kinase	Gruppenübertragungsreaktion irreversibel	Zytoplasma

Coenzym	Hauptsubstrat	Hauptprodukt
	5-Pyrophosphomevalonat	3-Phospho-5-Pyrophosphomevalonat
NADP$^+$	2× Farnesylpyrophosphat	Squalen
	CO_2	Carbamoylphosphat
NAD$^+$ bzw. NADP$^+$	Glutamat	NH_3
	Glutamin	NH_3
	NH_3 Glutamat	Glutamin
	Argininosuccinat	Arginin
	Arginin	Isoharnstoff
	Citrullin	Argininosuccinat
	Carbamoylphosphat	Citrullin
Pyridoxal-phosphat	Alanin α-Ketoglutarat	Pyruvat Glutamat
Pyridoxal-phosphat	Aspertat α-Ketoglutarat	Oxalacetat Glutamat
	Adenin	Adenosin-Monophosphat
	Phosphoribosylpyrophosphat	5-Phosphoribosylamin
	5-Phosphoribosylamin	Glycinamin-Ribonukleotid
	Glucose	Glucose-6-Phosphat
	Hypoxanthin Guanin	Inosin-Monophosphat Guanosin-Monophosphat
	Ribose-5-Phosphat	Phosphoribosylpyrophosphat

Enzymname	Reaktionsart	Lokalisation
Purinabbau		
Xanthin-Oxidase	Redoxreaktion	Zytoplasma
Pyrimidinsynthese		
Aspartat-Transcarbamoylase	Gruppenübertragungsreaktion	Zytoplasma
Carbamoylphosphat-Synthetase II	Synthesereaktion irreversibel	Zytoplasma
Dihydroorotase	Kondensation	Zytoplasma
Dihydroorotsäure-Dehydrogenase	Redoxreaktion	Zytoplasma
Orotidin-5-Phosphat-Decarboxylase	Synthesereaktion	Zytoplasma
Phosphoribosyl-Transferase	Gruppenübertragungsreaktion	Zytoplasma
Ribosephosphat-Pyrophosphat-Kinase	Gruppenübertragungsreaktion irreversibel	Zytoplasma
Pyruvat-Dehydrogenase	Redoxreaktion irreversibel	Mitochondrium

Alphabetische Liste der Enzyme

(Angabe des jeweiligen Stoffwechselweges, in dem das Enzym vorkommt, nach dem Doppelpunkt)

Acetoacetyl-CoA-Hydratase: Ketogenese
Acetoacetyl-CoA-Thiolase: Ketonkörper-Abbau
Acetyl-CoA-Carboxylase: Fettsäuresynthese
Acetyl-Transferase: Fettsäuresynthese
Aconitase: Citratzyklus
Acyl-CoA-Dehydrogenase: β-Oxidation
Acyl-CoA-Synthetase: β-Oxidation
Acyl-Hydrolase: Fettsäuresynthese
Adenin-Phosphoribosyl-Transferase: Purinsynthese
Alanin-Amino-Transferase: Aminosäurestoffwechsel
Aldolase: Glykolyse, Gluconeogenese
Arginase: Harnstoffzyklus
Argininosuccinase: Harnstoffzyklus
Argininosuccinat-Synthase: Harnstoffzyklus
Aspartat-Amino-Transferase: Aminosäurestoffwechsel
Aspartat-Transcarbamoylase: Pyrimidinsynthese
ATP-Citrat-Lyase: Fettsäuresynthese

Carbamoylphosphat-Synthetase I: Stickstoffentsorgung
Carbamoylphosphat-Synthetase II: Pyrimidinsynthese
Carnitin-Acyl-Transferase I + II: β-Oxidation
Citrat-Synthase: Citratzyklus
Dihydroorotase: Pyrimidinsynthese
Dihydroorotsäure-Dehydrogenase: Pyrimidinsynthese
Dimethylallyl-Transferase: Cholesterinbiosynthese
Enolase: Glykolyse, Gluconeogenese
Enoyl-CoA-Hydratase: β-Oxidation
Enoyl-Reduktase: Fettsäuresynthese
Fructose-1,6-Bisphosphatase: Gluconeogenese
Fumarase: Citratzyklus
Geranyl-Transferase: Cholesterinbiosynthese
Gluconolaktonase: Pentosephosphatweg
Glucose-6-Phosphat-Dehydrogenase: Pentosephosphatweg

Coenzym	Hauptsubstrat	Hauptprodukt
	Hypoxanthin	Xanthin
	Xanthin	Harnsäure
	Carbamoylphosphat	Carbamoylaspartat
	CO_2	Carbamoylphosphat
	Carbamoylaspartat	Dihydroorotsäure
Ubichinon	Dihydroorotsäure	Orotsäure
	Orotidin-5-Phosphat	Uridin-Monophosphat
	Orotsäure	Orotidin-5-Phosphat
	Ribose-5-Phosphat	Phosphoribosylpyrophosphat
NAD⁺ Coenzym A	Pyruvat	Acetyl-CoA

Glucose-6-Phosphatase: Gluconeogenese
Glucose-6-Phosphat-Isomerase: Glykolyse, Gluconeogenese
Glutamat-Dehydrogenase: Stickstoffentsorgung
Glutaminase: Stickstoffentsorgung
Glutamin-Phosphoribosylpyrophosphat-Transferase: Purinsynthese
Glutamin-Synthetase: Stickstoffentsorgung
Glycerinaldehyd-3-Phosphat-Dehydrogenase: Glykolyse, Gluconeogenese
Glycinamid-Ribonukleotid-Synthetase: Purinsynthese
Hexokinase: Purinsynthese
β-HMG-CoA-Lyase: Ketogenese
β-HMG-CoA-Reduktase: Cholesterinbiosynthese
β-HMG-CoA-Synthase: Ketogenese, Cholesterin-biosynthese
L-β-Hydroxyacyl-CoA-Dehydrogenase: β-Oxidation
Hydroxyacyl-Dehydrogenase: Fettsäuresynthese

β-Hydroxybutyrat-Dehydrogenase: Ketonkörper-Abbau
Hypoxanthin-Guanin-Phosphoribosyl-Transferase: Purinsynthese
Isocitrat-Dehydrogenase: Citratzyklus
Isopentenylpyrophosphat-Isomerase: Cholesterinbiosynthese
β-Ketoacyl-CoA-Transferase: Ketonkörper-Abbau
Ketoacyl-Reduktase: Fettsäuresynthese
Ketoacyl-Synthase: Fettsäuresynthese
α-Ketoglutarat-Dehydrogenase: Citratzyklus
Lactat-Dehydrogenase: Glykolyse
Malat-Dehydrogenase: Gluconeogenese, Citratzyklus
Malonyl-Transferase: Fettsäuresynthese
Methylmalonyl-CoA-Epimerase: β-Oxidation
Methylmalonyl-CoA-Mutase: β-Oxidation
Mevalonat-Kinase: Cholesterinbiosynthese
Orotidin-5-Phosphat-Decarboxylase: Pyrimidin-synthese

53

Ornithin-Carbamoyl-Transferase: Harnstoff-zyklus
Phosphoenolpyruvat-Carboxylase: Gluconeogenese
Phosphofructokinase: Glykolyse
6-Phosphogluconat-Dehydrogenase: Pentosephosphatweg
3-Phosphoglycerat-Kinase: Glykolyse, Gluconeogenese
Phosphoglycerat-Mutase: Glykolyse, Gluconeogenese
Phosphomevalonat-Kinase: Cholesterinbiosynthese
Phosphoribosyl-Transferase: Pyrimidinsynthese
Propionyl-CoA-Carboxylase: β-Oxidation
Pyrophosphomevalonat-Kinase: Cholesterinbiosynthese

Pyruvat-Carboxylase: Gluconeogenese
Pyruvat-Kinase: Glykolyse
Ribosephosphat-Pyrophosphat-Kinase: Purinsynthese, Pyrimidinsynthese
Ribulose-5-Phosphat-Epimerase: Pentosephosphatweg
Ribulose-5-Phosphat-Isomerase: Pentosephosphatweg
Squalen-Synthetase: Cholesterinbiosynthese
Succinat-Dehydrogenase: Citratzyklus
Succinat-Thiokinase: Citratzyklus
Thiolase: β-Oxidation
Transaldolase: Pentosephosphatweg
Transketolase: Pentosephosphatweg
Triosephosphat-Isomerase: Glykolyse, Gluconeogenese
Xanthin-Oxidase: Purinabbau

Maßeinheiten

Basisgröße	Basiseinheit	Symbol
Länge	Meter	m
Masse	Kilogramm	kg
Stoffmenge	Mol	mol
Zeit	Sekunde	s
elektr. Stromstärke	Ampere	A
Temperatur	Kelvin	K
Lichtstärke	Candela	cd

Seit 1954 laufen weltweit Bemühungen, für alle Messgrößen in den Naturwissenschaften und in der Medizin nur noch die Maßeinheiten des SI-Systems (Système International d'Unités) zu benutzen. Es beruht auf sieben voneinander unabhängigen Basiseinheiten. Alle anderen Maßeinheiten können von diesen Basiseinheiten abgeleitet werden.

Von SI-Basiseinheiten abgeleitete kohärente Einheiten. (Wird eine zusammengesetzte Einheit zu umständlich, erhält sie eine eigene Bezeichnung mit einem eigenen Symbol.)

Messgröße	Definition	SI-Einheit	Abkürzung	Symbol
Kraft	Masse mal Beschleunigung	$kg \cdot m \cdot s^{-2}$	Newton	N
Arbeit, Energie, Wärmemenge	Kraft mal Weg	$kg \cdot m^2 \cdot s^{-2} = Nm$	Joule	J
Leistung	Arbeit pro Zeit	$kg \cdot m^2 \cdot s^{-3} = Js^{-1}$	Watt	W
Druck	Kraft pro Fläche	$kg \cdot m^{-1} \cdot s^{-2} = Nm^{-2}$	Pascal	Pa
elektr. Spannung	Leistung pro Stromstärke	$kg \cdot m^2 \cdot A^{-1} \cdot s^{-3} = WA^{-1}$	Volt	V
elektr. Widerstand	Spannung pro Stromstärke	$kg \cdot m^2 \cdot A^{-2} \cdot s^{-3} = VA^{-1}$	Ohm	Ω
elektr. Leitfähigkeit	Stromstärke pro Spannung	$A^2 \cdot s^3 \cdot kg^{-1} \cdot m^{-2} = AV^{-1}$	Siemens	S
elektr. Ladung	Stromstärke mal Sekunde	$A \cdot s$	Coulomb	C

Faktor	Zehner-potenz	Vor-silbe	Symbol
1 Billiarde	10^{15}	Peta-	P
1 Billion	10^{12}	Tera-	T
1 Milliarde	10^9	Giga-	G
1 Million	10^6	Mega-	M
1 Tausend	10^3	Kilo-	k
1 Tausendstel	10^{-3}	Milli-	m
1 Millionstel	10^{-6}	Mikro-	μ
1 Milliardstel	10^{-9}	Nano-	n
1 Billionstel	10^{-12}	Piko-	p
1 Billiardstel	10^{-15}	Femto-	f
Hundert	10^2	Hekto-	h
Zehn	10^1	Deka-	da oder dk
Zehntel	10^{-1}	Dezi-	d
Hundertstel	10^{-2}	Zenti-	c

Dezimalskala: Um Zahlen mit langen Ziffernfolgen übersichtlicher handhaben zu können, werden jeweils für den Faktor 1000 spezielle Vorsilben und Symbole benutzt.

Kleinere Dezimalschritte sind daneben gebräuchlich im Bereich des häufigsten Zahlenanfalls

Alte Maßeinheiten und ihre Umrechnung. (Für eine wohl noch längere Übergangszeit werden in der Medizin neben den SI-Einheiten auch einige historisch überlieferte Maßeinheiten verwendet werden. Eine Auswahl samt den Umrechnungsfaktoren ist in folgender Tabelle zusammengestellt.)

Alte Maßeinheit	Symbol	Umrechnung in SI-Einheit
Länge:		
Ångström	Å	$1\ Å = 10^{-10}\ m$
Druck:		
Quecksilbersäule	mmHg, Torr	$1\ mmHg = 133{,}322\ Pa$
Meter Wassersäule	mH_2O	$1\ mH_2O = 98{,}0665\ kPa$
Bar	bar	$1\ bar = 100\ kPa$
techn. Atmosphäre	at	$1\ at = 98{,}0665\ kPa$
Arbeit:		
Kalorie	cal	$1\ cal = 4{,}186\ J$
Kilowattstunde	kWh	$1\ KWh = 3600\ kJ$
Erg	erg	$1\ erg = 10^{-7}\ J$
Kraft:		
Pond	p	$1\ p = 9{,}80665 \cdot 10^{-3}\ N$
Dyn	dyn	$1\ dyn = 10^{-5}\ N$
Leistung:		
Pferdestärke	PS	$1\ PS = 735{,}5\ W$
Temperatur:		
Grad Celsius	°C	Temperatur in °C = K −273,15